こころJOB Books

心のケアにたずさわる人が知っておきたい

精神疾患と ストレス 関連疾患

編著 加藤隆弘 九州大学大学院 医学研究院 精神病態医学 准教授

JN218290

病気の**徴候**に気づき、

適切な**治療・アプローチ**につなげる！

悪化をふせぐ！

メディカ出版

「正しい知識を得ること」は偏見を軽減し、早期治療につながる

　本書は、心のケアにたずさわる人に知ってほしい「精神疾患」と「ストレス関連疾患」に関するガイドブックです。厚生労働省は、2011年に地域医療の基本方針となる医療計画に盛り込むべき疾病として、がん・脳卒中・急性心筋梗塞・糖尿病に精神疾患を加えて5大疾病としました。こうした後ろ盾により精神疾患への国家的対策が施されつつありますが、うつ病などの精神疾患を持つ患者さんの数はいまだ増加傾向にあります。

　もっぱら「心の病気＝精神疾患」と思われる読者の方が多いかもしれませんが、実は、心に関連する病気は「精神疾患」だけではありません。ストレス社会と呼ばれる現代社会において、さまざまなストレスがうつや不安といった心の不調だけでなく、頭痛や腹痛など身体の不調をきたすことがまれではなく、こうした病気は心療内科領域では「心身症」と呼ばれています。最近では、いわゆる「心身症」に限らず、ありとあらゆる身体疾患に心理社会的ストレスの影響が指摘されています。本書では、こうした疾患をまとめて「ストレス関連疾患」と呼ぶことにしました。

　本書の執筆者は、精神疾患やストレス関連疾患を持つ患者さんの診療・支援に日々従事している医師（精神科医や心療内科医）や公認心理師です。医師だけでなく心理職・看護師・保健師・精神保健福祉士など広く心のケアにたずさわるメディカルスタッフの方々が、こうした疾患について理解を深めることで、医療場面だけでなく医療以外の場面で患者さんに遭遇したときにも早期支援できるようにとの願いを込めました。

　なお、心のケアにたずさわるのは、上記のような専門資格を持つ医師やメディカルスタッフばかりではありません。私たちは学校・職場・家庭といった日常生活のなかで、日々、心のケアを必要としている人々に遭遇します。そして、私たち自身も時に心のケアを必要とします。しかしながら、心の病気に関する正しい知識がなかったり、不十分な場合、心のケアが必要な人に

対して「見て見ぬふり」をしてしまいがちです。「見て見ぬふり」の態度をとってしまう最大の要因は、いまだ日本社会に根強く残っている心の病気に対する偏見（スティグマ）です。偏見が強いと、家族や周りの人が心の不調を抱えていても声をかけることができませんし、自分自身が「もしかして今の自分って心の病気？」と思ったとしても、我慢してどこにも相談に行けない状況が長期化しやすいのです。そして、こうした「見て見ぬふり」の状況こそが社会的ひきこもり、不登校、さらには自殺のリスクを高めかねません。他方、精神疾患やストレス関連疾患に関しては、早期に治療を開始することでより早く回復することができます。

　偏見はなぜ生じるか、ご存じでしょうか？ 精神疾患に限りませんが、ある事象に対して「知識がないこと」「誤解していること」がその大きな要因です。言い換えれば、「正しい知識を得ること」は偏見を軽減することに大きく貢献します。本書は、それぞれの疾患に関する基礎的な知識に加えて、特に初期に生じやすい症状とその対処法（声かけの方法）を具体的に解説しています。読者の皆さんが正しい知識と声かけの基本を身につけることで、心のケアが必要な人を早期に発見し、具体的な支援ができるようになるはずです。

　本書は、こころ JOB Books シリーズ『心のケアにたずさわる人が知っておきたい精神系のくすり』の第2弾として位置づけています。ありがたいことに、第1弾『精神系のくすり』はメディカルスタッフばかりでなく当事者や家族の方からも好評を得て、「精神科の薬が身近に感じられるようになった」「安心して薬を飲むことができる」といった声が数多く寄せられています。第2弾である本書が、心のケアにたずさわる専門職の方々のみならず、心のケアを必要としている当事者や当事者を支える家族・友人といった方々の心の病気への理解を深め、心のケアの実践の向上に貢献できればと願っています。

2024年8月

九州大学大学院 医学研究院 精神病態医学　准教授　**加藤隆弘**

心のケアにたずさわる人が知っておきたい

精神疾患と ストレス関連疾患

編著　九州大学大学院 医学研究院 精神病態医学　准教授　加藤隆弘

■ 序文　　　　　　　　　　　　　　　　　　　　　　　　　　　　2
■ 編者・著者一覧　　　　　　　　　　　　　　　　　　　　　　　6

はじめに

1 メンタルヘルスを取り巻く課題　　　　　　　　　　　　　　　　8
2 早期発見・早期治療の重要性　　　　　　　　　　　　　　　　11

第1章　精神疾患

1 精神疾患とは：心と脳との関係を理解する　　　　　　　　　16
2 精神疾患の代表的な治療・アプローチ　　　　　　　　　　　26
3 うつ病　　　　　　　　　　　　　　　　　　　　　　　　33
4 双極症　　　　　　　　　　　　　　　　　　　　　　　　47
5 不安症　　　　　　　　　　　　　　　　　　　　　　　　55
6 てんかん　　　　　　　　　　　　　　　　　　　　　　　62
7 発達障害　　　　　　　　　　　　　　　　　　　　　　　71
8 統合失調症　　　　　　　　　　　　　　　　　　　　　　82
9 不眠症　　　　　　　　　　　　　　　　　　　　　　　　90
10 認知症　　　　　　　　　　　　　　　　　　　　　　　98
11 物質使用症（アルコール使用症）　　　　　　　　　　　104
12 ひきこもり　　　　　　　　　　　　　　　　　　　　　119

Column

新型／現代型うつと適応障害　　　　　　　　　　　　　　　42
てんかんと運転免許　　　　　　　　　　　　　　　　　　　69
発達障害は個性？ 障害？　　　　　　　　　　　　　　　　74

Contents

大人の発達障害 79
その他の睡眠障害 94

第2章 ストレス関連疾患

1 ストレス関連疾患とは 126
2 ストレス関連疾患の代表的な治療・アプローチ 129
3 頭痛（筋緊張型頭痛・片頭痛） 135
4 摂食障害 140
5 疼痛性障害 149
6 機能性消化管障害 158
7 皮膚疾患 166
8 本態性高血圧 172

Column
市販薬の使用における注意 137

第3章 児童思春期の精神疾患・ストレス関連疾患

1 親にどう伝えるか 180
2 児童思春期の精神疾患・ストレス関連疾患の
  代表的な治療・アプローチ 182
3 発達障害とそのグレーゾーン・二次障害 185
4 不登校・ひきこもり 196
5 ゲーム障害 206

■ 索引 214

編者・著者一覧

編者

九州大学大学院医学研究院 精神病態医学　准教授　**加藤隆弘**（かとう・たかひろ）

著者

● **はじめに** ● **第1章 1・2・3** *Column*・**12** ● **第3章 3・4・5**
九州大学大学院医学研究院 精神病態医学　准教授　**加藤隆弘**（かとう・たかひろ）

● **第1章 3・8**
九州大学大学院医学研究院 精神病態医学　助教　**松島敏夫**（まつしま・としお）

● **第1章 4・5・9**
九州大学大学院医学研究院 精神病態医学　**久良木 聡太**（きゅうらぎ・そうた）

● **第1章 6**
九州大学大学院医学研究院 精神病態医学　**三笘 良**（みとま・りょう）

● **第1章 7** ● **第3章 1・2**
あおぞら訪問クリニック　院長　**黒田葉平**（くろだ・ようへい）

● **第1章 10**
医療法人牧和会 牧病院 神経精神科／九州大学大学院医学研究院 精神病態医学

早川宏平（はやかわ・こうへい）

● **第1章 11**
九州大学大学院医学研究院 精神病態医学　**松尾 敬太朗**（まつお・けいたろう）

● **第2章 1・2・8**
九州大学大学院医学研究院 衛生・公衆衛生学分野　講師／九州大学病院 心療内科

柴田舞欧（しばた・まお）

● **第2章 3**
しろうず脳神経外科 脳神経外科　院長　**白水寛理**（しろうず・のりとし）

● **第2章 4**
九州大学大学院医学研究院 心身医学　助教／九州大学病院 心療内科　**波呂伴和**（はた・ともかず）

● **第2章 5・6**
九州大学大学院医学研究院 心身医学／九州大学病院 心療内科　**藤本晃嗣**（ふじもと・こうじ）

● **第2章 7**
はしろクリニック　院長　**羽白 誠**（はしろ・まこと）

● **第3章 3・4**
九州大学大学院医学研究院 精神病態医学　臨床心理士／公認心理師　**香月亮子**（かつき・りょうこ）

● **第3章 5**
九州大学大学院医学研究院 精神病態医学　臨床心理士／公認心理師　**久保太聖**（くぼ・たいせい）

① メンタルヘルスを取り巻く課題

▶ はじめに

　本書では、心のケアにたずさわる人に知ってほしい「精神疾患」と「ストレス関連疾患」の病態と対応について取り上げました。読者の皆さんの多くは「心の病気」に興味を持っていたり、実際に「心の病気」を持つ人々と関わっている方でしょう。「心の病気」＝「精神疾患」と思っている人も多いかもしれませんが、心に関連する病気は「精神疾患」だけではなく、「ストレス関連疾患」も含まれます。本書では、心理社会的ストレスの影響が考えられる疾患をまとめて「ストレス関連疾患」としました。

　精神疾患やストレス関連疾患には発症しやすい年齢層があります（図 1）[1]。発達障害は児童思春期に表面化することが多い疾患です。ひきこもりやゲーム障害もこの時期に起こりやすいことが知られています。統合失調症やうつ病、不安症は青年期以降に発症しやすい疾患ですが、最近では若年層でもみられています。老年期の代表的な疾患は認知症です。ストレス関連疾患は、年齢問わずストレスの多い環境に置かれた場合に発症しやすいといわれています。ストレスの多い状況では、行動障害や依存症が生じやすくなります。女性においては、産後うつなど周産期や子育ての時期にメンタルヘルスの不調を呈しやすいため、社会全体で親子ともにサポートできるような体制づくりが大切です。

　第 1 章では精神疾患、第 2 章ではストレス関連疾患、そして第 3 章では特に児童思春期に遭遇しやすい疾患（症候群）にフォーカスを当てています。それぞれの疾患に関して基本的な知識に加え、初期対応の具体的なコツを紹介します。

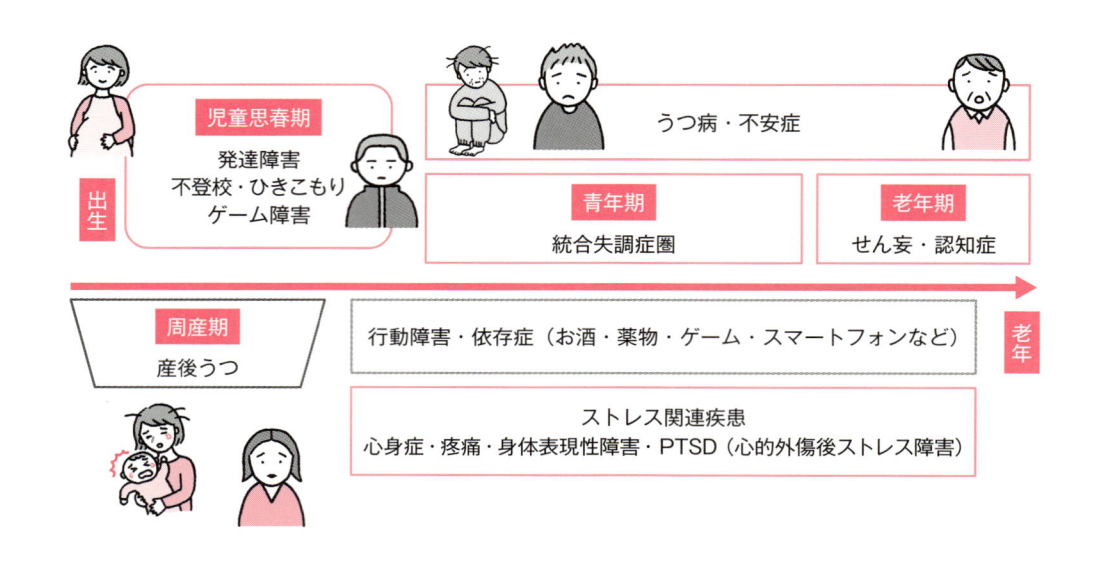

図 1　**精神疾患やストレス関連疾患の発症しやすい年齢層**　　　　　（文献 1 を参考に作成）

▶ 現代の日本社会におけるメンタルヘルスの課題

● 自殺者の増加

　厚生労働省は、2011 年に地域医療の基本方針となる医療計画に精神疾患を加え、精神疾患への国家的対策を行ってきました。しかし、うつ病などの精神疾患を持つ患者さんの数は増加傾向にあります。日本は以前から自殺大国と呼ばれており、自殺者の多い国として知られています。自殺者の数はバブル経済崩壊を契機として 1998 年に国内で 3 万人を超えました。その後、さまざまな自殺予防支援体制の整備が功を奏して減少傾向にありましたが、コロナ禍を経て 2022 年には増加に転じています。特に近年では、女性や若者（未成年）の自殺者が増加傾向にあり、喫緊の対策が求められています。

　また、2023 年の警察庁の統計では自殺者の半数以上が無職であったと報じられています [2]。この背景には、ひきこもりなどの孤独・孤立状態があって、その人たちは何らかの心の不調を抱えていたのではないかと推察します。国内外の疫学調査でも、自殺既遂者の 9 割以上が何らかの精神疾患を持っていたことが示唆されています。また、国内の疫学調査や著者らの臨床研究では、ひきこもり状態になると自殺リスク（自殺念慮）が高まることが明らかになっています [3, 4]。

● ひきこもり者の増加

　内閣府の調査では、6 カ月以上にわたり社会参加せずに自宅にひきこもり続けている人（ひきこもり者）の数が、コロナ禍以前の 115 万人（2015 年調査・2018 年調査）からコロナ禍を経て 146 万人（2022 年調査）に増加したと推計しています [5]。つまり、実に 30 万人もひきこもり者が増えたことになります。ひきこもり者の多くはメンタル不調を抱えており、心のケアが必要なはずなのですが、支援が届いていないケースが多いのが実情です。

● 不登校の児童・生徒数の増加

　不登校に関しても深刻な状況となっています。文部科学省による調査では、不登校の児童・生徒数は 2013 年以降 10 年連続で増加傾向にあり、コロナ禍を経た 2022 年度の調査では全国で 29 万人を超え、小学生の 1.7%（約 59 名に 1 人）、中学生の 5.98%（約 17 人に 1 人）、合わせると 3.17%（約 32 人に 1 人）が不登校の状態にあると推定しています [6]。

▶ 早期発見・早期治療を困難にする偏見の問題

　基本的には、精神疾患にしても、自殺にしても、ひきこもり・不登校にしても、それらが突然発生するわけではありません。多くの場合、何らかの心理社会的なストレスにさらされることによって身体あるいは心に不調が生じ、こうした不調が徐々に増大し、限度を超えたときに発生（発症）します。他方、初期段階で心身の不調に対するケアが施されると、発生（発症）を未然に防げることもまれではありません。したがって、こうした心身の不調を早期に発見し、早期に治療・支援を開始することが何より大切なのです。

しかしながら、心の不調を呈している当事者が、初期段階から自ら積極的に精神科や心療内科を受診することはまずありません。なぜなら、受診への高い心理的ハードルがあるからです。どうしてこのような受診渋りが生じるのでしょうか？ 歯が痛くなったとき、大多数の人は自らの意思ですぐに歯科を受診します。しかし、心が痛くなったとき、すぐに精神科を受診するでしょうか？ 多くの人は、精神科の受診を躊躇するはずです。そもそも「精神科を受診しよう」という発想すらない人もいるかもしれません。また、当事者だけでなく家族などの周りの人々も、適切なタイミングで医療につなぐことが難しい現状もあります。周りの人々も、心のケアが必要な人に対して、ついつい「見て見ぬふり」をしてしまいがちなのです。

　「見て見ぬふり」の態度をとってしまう最大の要因は、いまだ日本社会に根強く残っている精神疾患（心の病気）に対する偏見です。偏見は、「スティグマ（stigma、烙印）」ともいいます。「心の病気」＝「心が弱い」というような偏見や誤解を持っている人も少なくないでしょう。こうした偏見や誤解が大きいと、家族や周りの人が心の不調を抱えていても声をかけることができず、また、自分自身が「もしかして今の自分って心の病気？」と思ったとしても、恥意識を感じて我慢してしまい、どこにも相談に行けない状況が長期化しやすいのです。

　繰り返しますが、心の病気は早期に治療を開始することで悪化を防ぎ、より早く回復することができます。早期治療の実現のためには、偏見の解消が必要なのですが、どうすればよいでしょうか？ 精神疾患に限りませんが、ある事象に対して「知識がないこと」「誤解していること」が偏見を発生させる大きな要因です。言い換えれば、「正しい知識を得ること」が、偏見を軽減することに大きく貢献します。そのため、本書を通じて、ぜひ正しい知識を身につけ、具体的な支援に活用いただきたいと思います。

引用・参考文献

1）　大塚耕太郎ほか．"ライフステージとこころの不調・病気"．こころのサポーター育成のための研修テキスト．厚生労働省令和2年度障害者総合福祉推進事業「精神障害者の心理的危機に対する早期対応や危機介入方法の普及と教育効果に関する検討」事業班（大塚耕太郎代表）．2021，40.

2）　厚生労働省自殺対策推進室／警察庁生活安全局生活安全企画課．令和5年中における自殺の状況．2024．https://www.mhlw.go.jp/content/001236073.pdf（2024.8.17 閲覧）

3）　Masuda, R. et al. Does childhood maltreatment affect hikikomori via traits of modern-type depression?. J Affect Disord. 360, 2024, 50-4.

4）　Yong, R. et al. Hikikomori Is Most Associated With Interpersonal Relationships, Followed by Suicide Risks : A Secondary Analysis of a National Cross-Sectional Study. Front Psychiatry. 10, 2019, 247.

5）　内閣府．こども・若者の意識と生活に関する調査（令和4年度）：第3部 調査結果の概要Ⅱ．2023．https://warp.da.ndl.go.jp/info:ndljp/pid/13024511/www8.cao.go.jp/youth/kenkyu/ishiki/r04/pdf/s3.pdf（2024.8.17 閲覧）

6）　文部科学省．令和4年度 児童生徒の問題行動・不登校等生徒指導上の諸課題に関する調査結果の概要．2023．https://www.mext.go.jp/content/20231004-mxt_jidou01-100002753_2.pdf（2024.8.17 閲覧）

（加藤隆弘）

❷ 早期発見・早期治療の重要性

▶ メンタルヘルスの課題に対するメディカルスタッフへの期待

　前項で述べたメンタルヘルスを取り巻く課題を精神科医や心療内科医といった専門医だけで対応することは不可能で、心のケアに対応できる幅広い人材の育成が何より重要です。日本では、2015 年 9 月に公認心理師法が成立し、2018 年に日本初の心理職の国家資格を持つ「公認心理師」が誕生しました。従来の臨床心理士のみならず、看護師、保健師、精神保健福祉士、さらには学校の教員も公認心理師の資格を取得するようになり、その数は急増し 2023 年には 7 万人を超えました。こうして誕生した公認心理師が現代社会のメンタルヘルスを取り巻く課題解決の担い手になることが大いに期待されています。しかしながら、資格を得た公認心理師が医学的な知識を深く学ぶ機会が多いとはいえない現状もあります。

　本書により、公認心理師そして看護師、保健師といったメディカルスタッフの皆さんが、それぞれの疾患に関する基礎的な知識を身につけることができれば、それは疾患に対する偏見の軽減につながります。また、学校や職場、家庭といった日常生活のなかでも心のケアを必要としている人に遭遇することがあるように、心のケアにたずさわるのは、医師やメディカルスタッフばかりではありません。そして、過剰ストレス社会を生きる私たち自身も時には心の不調をきたし、心のケアを必要とします。

　学校や職場あるいは家庭でのストレスが誘因となり、抑うつや不安といった心の不調が出現することは日常生活においてまれではなく、よくあることです。こうした「心の不調」をすぐに「精神疾患」と断定すべきではありませんが、わずかな「心の不調」であったとしても、その状態が長期化すると精神疾患を発症するリスクが高くなります。したがって、「心の不調」が出現した時点で何らかの心のケアが必要なのです。まだ病気にはなっていない未病段階から心のケアを開始することで、疾患に至る（つまり発症する）ことを阻止できるかもしれません。

▶ 早期発見・早期治療を実現するために

　「メンタルヘルス・ファーストエイド」という言葉を聞いたことがあるでしょうか？ 日本語に直訳すると「心の応急処置」となります。メンタルヘルス・ファーストエイド（Mental Health First Aid；MHFA）は、2000 年にオーストラリア在住のアンソニー・ジョーム教授とパートナーであるベティー・キッチナー氏が開発した、一般住民を対象とした 12 時間のメンタルヘルスに関する教育支援プログラムです[1]。ジョーム教授は精神疫学の研究者で国際比較研究を行っており、オーストラリア人に比べて日本人は精神疾患を持つ人に対する偏見が大きいことを住民調査で明らかにしました[2]。キッチナー氏は、看護師としてのキャリアがあり、自身がうつ病を患ったことがある当事者でもあります。

> - り：声をかけ、リスクを評価し、その場でできる支援をしましょう
>   （声をかけ、リスクを評価し支援を開始）
> - は：決めつけず批判せずにはなしを聞き、コミュニケーションをとりましょう
>   （批判せず、はなしをよく聴く）
> - あ：安心につながる支援と情報を提供しましょう
>   （あんしんにつながる支援と情報提供）
> - さ：専門家のサポートを受けるよう勧めましょう
>   （サポートにつなげる）
> - る：セルフヘルプやその他のサポートを勧めましょう
>   （セルフヘルプを勧める）

図1 メンタルヘルス・ファーストエイドの5原則　　　　　　（文献3より転載）

　MHFA は精神疾患の早期発見・早期治療を実現するための画期的なプログラムとして世界中に普及しつつあります。本プログラムでは「り・は・あ・さ・る」（オーストラリア版では「A・L・G・E・E」）という5原則（図1）[3] を身につけることで、メンタルヘルスの問題・課題に対して適切な支援を可能にします。

　MHFA プログラムの受講者の多くは一般の人々です。MHFA を一般の人が受講すると、家族や職場の同僚などで心のケアが必要な人に遭遇したとき、図1[3] の5原則に沿って、声をかけ、リスクを評価し、話を聴き、安心につながる情報を提供し、最終的に専門家につなぐことを可能にする知識と技術を習得することができます。精神疾患へのアンチスティグマ（偏見除去）の効果も認められています。

　日本においては、2007年に筆者らがメルボルンの MHFA 本部を訪問し、夫妻の許可を得て、メンタルヘルス・ファーストエイド・ジャパン（MHFA-Japan）という団体を結成しました。現在は、筆者（医療・職域・ひきこもり支援担当）のほか、大塚耕太郎先生（岩手医科大学／MHFA-Japan 代表：被災地支援・自殺予防担当）、小原圭司先生（大阪商業大学／社会医療法人正光会松ヶ丘病院：地域支援担当）の3名が中心となり、メディカルスタッフ（看護師、保健師、公認心理師など）や一般住民（勤労者、民生委員など）を対象とした講習会などを通じて普及・啓蒙活動を行っています。

　MHFA の具体的な知識と技術の習得に興味のある方は、ぜひ MHFA 講習会にご参加ください（https://mhfa.jp 参照）。また、MHFA のエッセンスを学べる『メンタルヘルス・ファーストエイド：こころの応急処置マニュアルとその活用』[1] や『働く人のためのメンタルヘルス・ファーストエイド 実践ガイド』[3] も刊行しています。

　本書には、MHFA の5原則の1つであり、はじめの一歩として重要な「声かけ」のエッセンスの一部を盛り込みました。精神科や心療内科といった医療につなぐ前の段階で、どのような「声かけ」が効果的で、どのようにして次のステップにつなぐかのポイントをまとめています。臨床現場、学校、心理カウンセリングルーム、学生相談室、事業場内保健室などで悩みを聴く立場にある公認心理師をはじめとするメディカルスタッフが、疾患を正しく知

り、疾患に対するポジティブなイメージを持って患者さんやクライエントに適切にアプローチすることで、適切なタイミングで医療につなげることが可能になるはずです。本書を通じて、読者の皆さんがこのような実践ができるメディカルスタッフになっていただけたらと願っています。

　なお、MHFA の基本理念を基にして、2021 年度から厚生労働省による心のサポーター養成事業（通称「ここサポ」）が始動しました [4]。ここサポ養成事業では、メンタルヘルスの基本知識や聴く技術などを学ぶ 2 時間のプログラム研修を全国で実施しており、受講した人は「心のサポーター」と呼ばれています。心のサポーターは地域の日常生活のなかで、心の不調で悩む人の初期のケアを行う人材として期待されており、厚生労働省は 2024 年からの 10 年間で、日本全国で 100 万人の「心のサポーター」の養成を目指しています [5]。本書は、心のサポーターの研修を受けようと思っている方、あるいはすでに受けた方にも役立つことでしょう。

▶ おわりに

　筆者は、ひきこもり者への支援と治療を専門としています。大学病院で専門外来を 10 年来立ち上げており、そのなかで、ひきこもり者の支援に加えて、家族への支援も行っています。ひきこもり支援における最大の困難は、恥意識や精神疾患への偏見などから、当事者が支援を求めないことです。当事者ばかりでなく、その家族も「まさかうちの子が精神疾患？ そんなはずはない」「そっと見守っていれば、いずれ働いてくれるに違いない」といった形で見て見ぬふりをしがちで、年単位で支援開始が先延ばしされやすいのが実情です [6]。

　ひきこもり状態が何十年も続き、80 代の親が 50 代のひきこもり者を年金で支援しているという「8050 問題」も深刻化しており、医療福祉領域における大きな社会問題となりつつあります。家族の見て見ぬふりの態度を改善することがより早期からのひきこもり支援につながることを期待し、筆者らは MHFA のエッセンスを盛り込んだ家族向けの教育支援プログラム（5 つのステップ「ひ・き・こ・も・り」による支援、p.122 表 1 参照）を開発しました [7]。

　メンタルヘルスの不調は、放っておくと精神疾患やストレス関連疾患に至るリスクを高めます。不調に気づかなかったり、見て見ぬふりをして、何もしない時間が長引けば長引くほど病態が複雑化し、対応・治療が難しくなります。逆に、不調の段階で支援を開始することは発症の予防につながります。したがって、より早期にメンタルヘルスの不調に周りの人々が気づき、早期に支援し治療を開始することが大切なのです。

　本書では、第 1 章に「ひきこもり」を加えました。ひきこもり状態にある人の半数以上が何らかの精神疾患を併存していることが明らかになっており、精神疾患の治療を提供することでひきこもりを予防したり、ひきこもり状態から回復したりすることができるからです。

また、繰り返しになりますが、本書ではそれぞれの疾患の初期支援における「声かけ」のポイントを具体的に提示しています。読者の皆さん一人ひとりが正しい知識と「声かけ」のコツを身につけることで、メンタルヘルス不調に対する初期支援ができるようになり、最終的には日本を心の健康な社会に変えることができるのではないかと期待しています。

引用・参考文献

1) 大塚耕太郎ほか. メンタルヘルス・ファーストエイド：こころの応急処置マニュアルとその活用. 大阪, 創元社, 2021, 392p.
2) Griffiths, KM. et al. Stigma in response to mental disorders : a comparison of Australia and Japan. BMC Psychiatry. 6, 2006, 21.
3) 加藤隆弘ほか. 働く人のためのメンタルヘルス・ファーストエイド 実践ガイド：メンタル不調者の対応に悩む人必見！. 大阪, メディカ出版, 2024, 216p.
4) 大塚耕太郎ほか. こころのサポーター育成のための研修テキスト. 厚生労働省令和2年度障害者総合福祉推進事業「精神障害者の心理的危機に対する早期対応や危機介入方法の普及と教育効果に関する検討」事業班（大塚耕太郎代表）. 2021.
5) 厚生労働省. ここサポ. https://cocoroaction.jp/（2024.8.19 閲覧）
6) 加藤隆弘. みんなのひきこもり：つながり時代の処世術. 京都, 木立の文庫, 2020, 224p.
7) 加藤隆弘. ひきこもりの社会復帰支援：家族, そして当事者への支援アプローチ. 週刊医学界新聞. 第3478号, 2022.

（加藤隆弘）

精神疾患

1 精神疾患とは：心と脳との関係を理解する

▶ 精神疾患とは

●「疾患」と「障害」との違い

　心の病気をどのように定義し、どのように呼ぶかというのは、実はとても難しいことです。医師は病気のことを「疾患（disease）」や「障害（disorder）」と呼んだりしますが、「精神疾患とは何か？」という本質的でかつ難しいことに触れる前に、まずは「疾患」と「障害」との違いについて考えてみましょう。

　身体（からだ）の病気で考えると「身体疾患」と「身体障害」は似ていますが、両者は完全に同じというわけではありません。身体疾患とは、「何らかの原因により身体に悪影響が及び、身体に症状が生じている状態」といえますが、「身体疾患を持つこと」＝「身体障害を持つこと」にはならないでしょう。高血圧や糖尿病は代表的な身体疾患ですが、こうした身体疾患を持つことがすぐに生活上の障害をもたらすわけではありません。つまり、身体疾患を持つ人すべてが身体障害を持つのではなく、身体疾患を持ちながらも、治療を受け、生活上の困難を抱えることなく暮らしている人が少なくないのです。

　精神疾患と精神障害にも同様のことがいえるはずです。上述の表記に準ずると、精神疾患とは、「何らかの原因により精神（心）に悪影響が及び、精神（心）に症状が生じている状態」といえます。

　精神機能（心の働き）は、情動・認知・行動と大きく3つに分けることができます。この3つに関連し、精神疾患の症状も以下のように大きく3つに分けることができます。

- ◆ 情動の症状：抑うつ気分、不安・恐怖、制御できないような怒りなど
- ◆ 認知の症状：幻覚、妄想、記銘力低下など
- ◆ 行動の症状：アルコール依存、インターネット依存、社交回避、過食嘔吐、自殺など

　精神疾患によって生じるこうした症状により、日常生活において著しい困難が生じているのであれば「精神障害を持つ人」といえるでしょう。しかし実際には、臨床現場において「精神疾患」と「精神障害」とを区分けするのは難しい状況があります。その理由には、序章で述べた偏見の問題が挙げられます。

●「Disorder」の日本語訳の背景にある偏見の問題

　現代精神医学・精神医療における診断のバイブルは2つあります。1つは、米国精神医学会（APA）が発行しているDSM（Diagnostic and Statistical Manual of Mental Disorders）[1]、そしてもう1つは世界保健機関（WHO）が発行しているICD（International Classification of Diseases）[2] です。双方とも日本語版の用語監修を日本精神神経学会が行っており、最新版であるDSM-5-TR™ のタイトル「Diagnostic and Statistical Manual of Mental Disorders」は、日本語版では「精神疾患の診断・統計マニュアル」と訳されて

います [3]。ICD の最新版 ICD-11 は、2024 年 3 月に「Clinical descriptions and diagnostic requirements for ICD-11 mental, behavioural and neurodevelopmental disorders (CDDR)」というタイトルで出版されたばかりで [2]。正式な日本語版はいまだ出版されていませんが、日本精神神経学会 ICD-11 委員会は、2024 年 3 月時点ではタイトルを「ICD-11『精神、行動又は神経発達の疾患』および関連する疾患の『臨床記述と診断要件（CDDR）』」と訳しています [4]。つまり、DSM・ICD ともに「Disorder」を「障害」ではなく「疾患」と訳しています。他方で、病気の診断基準には「障害」の要素が必要事項として盛り込まれています。例えば、DSM-5-TR™ における「抑うつエピソード（うつ病）」の定義には、ただし書きとして「その症状は、臨床的に意義のある苦痛、または社会的、職業的、または他の重要な領域における機能の障害を引き起こしている」ことと記されており、「苦痛の存在あるいは機能障害」が定義の必要条件となっています。なぜこのような混乱が生じているかというと、そこには偏見の問題があります。つまり、「Disorder」を「障害」と訳すと、「障害・障碍・障がい」を意味する「Disability」と混同され、新たな偏見を生んでしまう可能性に配慮し、「疾患」と訳しているのです [5]。

　ICD-11 では、画期的なことに、従来「○○障害」と呼ばれていた病名を「○○症」と呼び、最新版の DSM-5-TR™ でもそのような表記となっています（例：双極性障害→双極症、不安障害→不安症）。このように、過渡期であるという事情を鑑みて、本書では「精神障害」ではなく「精神疾患」と表記しています。

▶ 診断プロセスが異なる身体疾患と精神疾患

● 精神疾患は原因・症状の元を物理的に取り去ることが難しい

　医療における診断は、治療を進めるための前段階として、あるいはどのような治療を施すかを決めるための指標として「分ける（わける）」「分かる（わかる）」役割があります。多くの身体疾患の医療プロセスは、原因と診断と治療（介入）がセットになっています。例えば、腫瘍の病理切片を観察し、それが良性であるか悪性であるかを「分ける」診断は、治療を大きく左右します。悪性腫瘍と診断された後も、そのタイプや進行が「分かる」ようにステージ分類を行い、ステージに応じた治療が提供されます。もちろん、診断結果によっては「治療できない」という治療選択もありえます。

　このように、精神疾患においても原因と診断と治療（介入）がセットになっているべきなのですが、「原因同定→診断→治療」というシンプルなパスを描くことが難しいのが精神医療の実情です。身体疾患のように目に見える原因を同定できない、あるいは心や脳のなかに原因が同定されたとしても、外科手術のように原因・症状の元をきれいに物理的に取り去ることができないことが、身体疾患の医療プロセスのようなシンプルなパスを描けない大きな要因です [6]。

●DSM や ICD における診断基準の罠

　世界中の臨床現場でバイブルのように活用されている DSM や ICD は、国際的な統計や疫学調査を実現するための操作的診断基準ですが、そもそもは国や地域・文化社会を越え、どの国の専門家であっても精神疾患を持つ人を共通の基準で診断できるようにするという目的で開発が進められてきた経緯があります。つまり、DSM や ICD においては身体疾患のような原因に基づく診断基準にはなっておらず、原因をブラックボックスとして棚上げしているため、身体疾患の診断で重視される「治療を進めるための前段階として、あるいは、どのような治療を施すかを決めるための指標」という点には重きが置かれていません。にもかかわらず、精神科の日常臨床では、身体疾患における診断のように、DSM や ICD の診断基準を「（原因に基づく）治療にすぐに活用できる診断である」あるいは「この診断名であれば治療できない」と勘違いしがちであり、ここに大きな罠があるのです [6]。

▷ 精神疾患は心の病気？ 脳の病気？

　上述のような罠に引っかかってしまう大きな要因は、精神疾患は目で見てわかるような原因や病態がいまだ十分には解明されていないにもかかわらず、わかっているかのように一般人のみならず専門家でさえも思い込んでいるからです。そもそも、精神疾患は心の病気なのでしょうか？ あるいは脳の病気なのでしょうか？ 前著『心のケアにたずさわる人が知っておきたい精神系のくすり』でも触れましたが、ここは大切な部分なので、この議論をめぐる歴史的変遷をあらためて取り上げます。

●クレペリンによる脳病理の研究

　古代ギリシャ・ローマ時代には、精神疾患はすべて身体（からだ）の病と捉えられていたようです。うつは胆汁が黒くなる病として、メランコリー（「黒い胆汁」の意味）と呼ばれていました。他方、精神疾患を脳（頭）の病気と捉える発想も、少なくとも数百年前には存在していました。頭を冷やす治療、つまり水治療が欧州そして日本（音羽の滝）でも施されていたという記録が残っています。

　精神疾患を「脳の病気」と想定した研究が本格化したのは 19 世紀後半から 20 世紀初頭です。近代精神医学の礎を築いたドイツの精神科医であるエミール・クレペリンは、亡くなった患者さんの脳（死後脳）の切片を解剖学的に顕微鏡で調べる研究に従事していました。しかしクレペリンは、精神病やうつ病の患者さんの脳内には明らかな脳病理を見いだすことができず、精神疾患を大きく外因、内因、心因という形で３つに分類しました。外因性は、明らかな頭部外傷など脳の障害によって引き起こされる精神疾患です。内因性は、当時の知見では脳に明らかな異常を認めないが何らかの内的な要因があると想定した精神疾患で、統合失調症（当時は早発性痴呆〔dementia praecox〕と呼ばれていました）、躁うつ病、てんかんがこれに分類されました。そして、明らかな心理的な要因による精神疾患を心因性と

分類したのです。

●下田による脳病理の研究

ドイツ精神医学の影響を強く受けた 20 世紀前半、日本でも精神疾患の患者さんの死後脳の研究が行われていました。九州帝国大学精神科の 2 代目教授であった下田光造は、統合失調症の患者さんの解剖学的検索を精力的に行いましたが、最後まで原因を見いだすことができず、1942 年の演説において「精神分裂病が器質的疾患であるという解剖学根拠を未だ把み得ない」という有名な言葉を残しました。筆者は、この「未だ（いまだ）」という言葉に深く感銘を受けました。「今の科学をもってしては患者さんの脳に病変を見いだすことはできないが、きっと将来的には何らかの病変を見つけることができるであろう」と下田は期待していたのではなかろうかと想像するのです。

●フロイトによる心因仮説の発展

さて、心因仮説を支持して発展させたのが、19 世紀末から 20 世紀前半にウィーンで活躍したユダヤ人の医師であるジークムント・フロイトです。フロイトは、ウィーン大学医学部時代にはヤツメウナギの神経解剖研究に従事していた脳科学研究者でしたが、諸事情により生物学的研究を断念し、神経科開業医として、当時大流行していたヒステリーと呼ばれる病気を持つ患者さんの臨床と治療法の開発に人生を捧げました。ヒステリーは、失立失歩、失声、意識消失といった多彩な症状を呈する原因不明の病気です。フロイトは、患者さんにカウチ（寝椅子）に横になってもらい、自由に語ってもらうことで、徐々に無意識のなかに抑圧していた過去の記憶（特に心的外傷にまつわるエピソード）が想起されるようになり、抑圧されていた無意識が意識化されることで症状が消失することを発見しました。そして、この無意識を取り扱う独特のメソッドを「精神分析（psychoanalysis）」と名付けました。

フロイトは、カウチを用いた精神分析治療の実践を通じて、抑圧・転換・昇華など無意識のメカニズムを次々に提唱するとともに、治療者 - 患者関係のなかで生じる転移現象・逆転移現象を発見しました。無意識の構成物として、エス・自我・超自我という 3 つの心的装置を想定し、人間に元来備わっている欲動（drive）として「生の欲動」の概念を提唱するとともに、晩年には「死の欲動」という概念も提唱しました。精神分析はヒステリーだけではなく、戦争神経症などの治療法として、欧米、特にアメリカで大流行し、20 世紀の心理学・精神医学に多大なる影響を与えました。認知療法を開発したアメリカの精神科医であるアーロン・ベックも、もともとは精神分析家を志していたというのは有名な話です。

米国精神医学会発行の DSM 初版（1952 年発行）と DSM-Ⅱ（1968 年発行）は、精神分析の影響を大きく受けており、心の無意識の葛藤が症状になる病気「神経症（neurosis）」が精神疾患の 1 つとして掲載されていました。

●薬理学の発展による脳病態仮説の再興

他方、1950 年代に麻酔薬として作られたクロルプロマジンやハロペリドールに幻覚抑制作用が偶然見つかったことが転機となり、1950 年代以降、精神疾患の脳病態仮説が再び注

目されるようになります。後に、こうした薬剤が脳内のドパミン神経のシナプスに発現しているドパミン D_2 受容体を遮断する作用を有することが神経化学的な実験により明らかになり、「精神病の患者さんの脳内では、シナプスからドパミンが過剰放出されており、このドパミンの過剰放出の影響を抑えることで幻覚・妄想が治る」というドパミン病態治療仮説が提唱されました。

　うつ病の患者さんにおいても、セロトニン系を調整する薬に抗うつ作用が発見され、セロトニン仮説が提唱されました。以降、製薬会社はこうした神経伝達物質の受容体などをターゲットとした薬剤開発を精力的に進め、現在では「精神疾患は、脳内の神経シナプスにおける神経伝達の病気」という理解が広まっています。

▷ 脳と心は水と油？　両者に接点はある？

●精神分析の衰退

　20世紀中ごろまで隆盛を極めていた心因仮説に基づく精神分析は、科学的なエビデンスが乏しいとして衰退の一途をたどります。1980年に改訂されたDSM-Ⅲでは、精神分析の理論を基にした疾患の「神経症」が消滅し、同じくして精神分析を象徴する「ヒステリー神経症」も姿を消しました。このようにして精神科医の精神分析離れが進み、エビデンスが求められる21世紀という時代において、精神分析はエビデンスの乏しい治療としてその価値が疑問視される傾向さえあります。

●精神分析の新たな可能性：精神分析と脳科学との接点を探る

　筆者自身は、幸か不幸か九州大学精神科医局のなかで若いころより精神分析に深く関わり、身をもってその治療的インパクトの大きさを知ることとなり、2021年には精神分析家の資格を得るに至っています。他方で、大学院生のころより、向精神薬を用いた精神薬理学的研究にも従事しており、脳科学と精神分析という二足のわらじを履きながら、精神科臨床と研究を続けています[7]。

　筆者自身は「科学が精神分析のエビデンスを証明する域に達していないだけだ」と信じているのですが、残念ながら、精神分析の臨床実践のなかで発掘されてきた心的装置や対象関係の諸理論は主観的で曖昧（あいまい）といわれ、実験心理学、神経心理学、神経生理学、神経解剖学などの客観性をよりどころとする科学の研究課題になるにはほど遠い存在として、長年、科学的批判の対象になっていました。しかし最近では、脳画像研究、分子神経科学、認知神経科学が進歩し、無意識にもとづいて不合理な意思決定をしてしまう人間の経済活動を脳科学的に理解しようというニューロエコノミクスという新学術領域も台頭し、精神分析と脳科学との接点を批判的にではなく建設的に探る気運が高まっています。

　2000年に設立された国際神経精神分析学会（International Neuropsychoanalysis Society）の運動もその顕著な形といえますし、ジャコモ・リゾラッティらが提唱した脳内

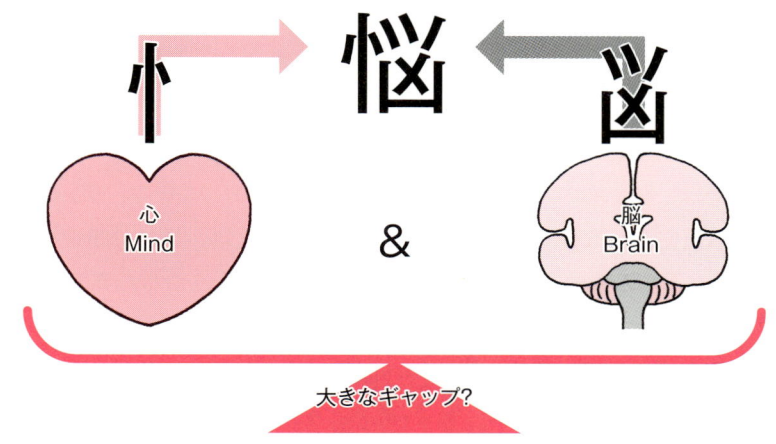

図1　脳と心を理解して治療することは「悩ましい」　　（文献 7 を参考に作成）

ミラーニューロン装置の「共感」などによる心理機制に果たす役割の解明に対しては、最先端の脳科学者・精神分析学者の双方から高い関心が寄せられています。

　前述のように、神経科を開業する前のフロイトは当時最先端の神経科学研究者でした。フロイトは当時、友人フリースへの手紙のなかで抑圧の原型となるようなスケッチを残しています。フロイトは当時から心の神経基盤の解明を志していたのかもしれませんが、精神分析の創始後には、脳科学（脳内基盤の解明）と自らが提唱した精神分析（心的装置の解明）との接点を見いだす運動には一切着手しませんでした。仮説を証明するには時期尚早であることをフロイト自身は悟っていたのかもしれません。21 世紀になり再興しつつある脳科学と精神分析との接点を探る建設的な運動は、フロイトがかなえられなかったプロジェクトの再興といえるでしょう。

　若きころ、精神分析家を志していたコロンビア大学の基礎神経学者エリック・カンデルは、アメフラシという軟体動物を用いた基礎実験で環境ストレスによりシナプスが変化することで記憶が形成される仕組みを明らかにし、2000 年にノーベル生理学・医学賞を受賞しました。カンデルは、社会環境が脳を形成しうることを発見し、脳と心は互いに影響を与え合うというモデル（遺伝環境相関）を提唱し、心理的アプローチ、特に精神分析の意義に言及しています [8]。カンデルは精神分析による叡智が現代の精神医学・脳科学に取り入れられなければ悲劇であると警告し、両者の接点から導き出される新しい精神医学の枠組みを提唱しました [9]。

　筆者自身も脳科学と精神分析の双方に関わる立場から、脳と心の接点を見いだすプロジェクトに微力ながら貢献したいと思っています。脳科学と精神分析との関係は確かに溝が大きいようにみえますが、筆者個人の経験からは、相補的な関係にあるのではないかと考えています（図 1）[7]。精神分析学が生み出してきた複雑な心を記述する数々の言葉がない限り、脳

科学の知見を言葉に翻訳することはできません。メンタルヘルスの不調の根幹にある「悩」という漢字をまじまじと眺めてみてください。「悩」の字は、「忄」と「㐫」の組み合わせから成っています。つまり、心と脳が組み合わさって「悩」になるのです。古代の人は心と脳がつながっていることを直感的に悟っていたのかもしれません。

　筆者の研究室では、脳と心のギャップを橋渡しするためのリバーストランスレーショナル研究システムを試行錯誤しながら立ち上げてきました。例えば、精神分析理論の重要概念である無意識的欲動（「生の欲動」や「死の欲動」）に着目し、「こうした無意識的欲動の起源には脳内免疫細胞のミクログリアが関係しているのではないか？」という仮説を立て、仮説解明のための研究を推進しています。詳細は、拙著『精神分析と脳科学が出会ったら？』を参照ください [7]。

▶ 多元主義（4つの観点）に基づき精神疾患を理解する

●BPS モデルの誕生

　長くなりましたが、これまでに述べたように、「精神疾患は心の病気？ 脳の病気？」という論争は 20 世紀中ごろから続いているのですが、論争の打開策として精神医学に導入されたのが、1970 年代にジョージ・エンゲルが提唱したバイオ・サイコ・ソーシャルモデル（bio-psycho-social model：BPS モデル）です [10]。エンゲルは、リエゾン精神医学領域での身体疾患における心理学的理解の重要性を唱えるモデルとして BPS モデルを考案しました。BPS モデルは広く精神疾患の理解とその治療において、生物学的・心理学的・社会的アプローチのすべてを併用すべきというコンセプトのもと、活用されています。他方で、BPS モデルの生物学的・心理学的・社会的アプローチのそれぞれを同じように重視するという立場に批判的な見解もあります。

　ジョンズ・ホプキンス大学のポール・マクヒューとフィリップ・スラヴニーは、BPS モデルの有用性を認めつつも、精神科臨床や精神医学研究においては曖昧な指針であると批判しています [11]。タフツ大学のナシア・ガミーも BPS モデルを折衷主義（eclecticism）と批判しています [12]。ガミーは、「いずれのアプローチにも限界があるという点を踏まえつつ、精神疾患について理解し治療するためには複数の独立したアプローチが必要である」という多元主義（pluralism）を提唱しました [12]。

●多層的な脳の世界

　図2[13] に、多層的な脳の世界と、意識と無意識から成る心の世界、そして社会との関係を示します。これらはいまだ十分には解明されておらず、ミッシングリンク（Missing Link：つながりがあるはずだけれども、いまだそのつながりが見いだされていないリンクのこと）だらけですが、生物・心理・社会的次元で、重層的かつ多元的につながっていると信じています [7]。医師、公認心理師、看護師を含む多職種・他分野の専門家による連携により、将来

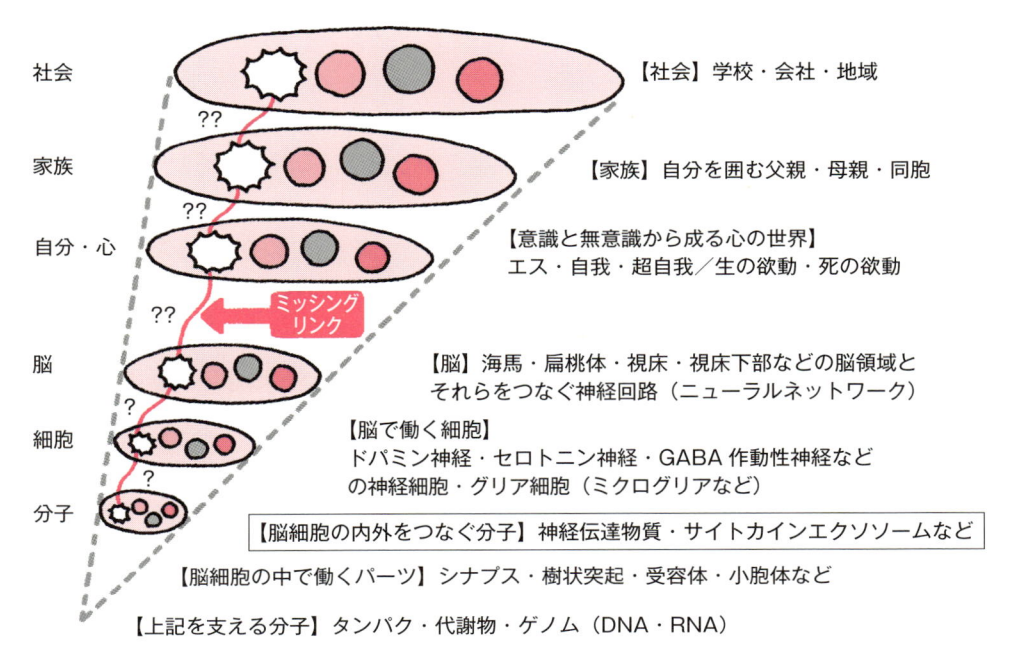

社会　【社会】学校・会社・地域

家族　【家族】自分を囲む父親・母親・同胞

自分・心　【意識と無意識から成る心の世界】
エス・自我・超自我／生の欲動・死の欲動

ミッシングリンク

脳　【脳】海馬・扁桃体・視床・視床下部などの脳領域と
それらをつなぐ神経回路（ニューラルネットワーク）

細胞　【脳で働く細胞】
ドパミン神経・セロトニン神経・GABA 作動性神経など
の神経細胞・グリア細胞（ミクログリアなど）

分子　【脳細胞の内外をつなぐ分子】神経伝達物質・サイトカインエクソソームなど

【脳細胞の中で働くパーツ】シナプス・樹状突起・受容体・小胞体など

【上記を支える分子】タンパク・代謝物・ゲノム（DNA・RNA）

図2 多層的な脳と心の世界、社会との関係　　　　　　　　　（文献 13 を参考に作成）

的に 1 つでも多くの精神疾患において多元的な病態理解が進み、それらのつながりが見いだされ、いくつもの画期的な治療法が開発されることを期待しています。

● **精神疾患を理解するための 4 つの観点：多元主義に基づく治療的アプローチ**

　ジョンズ・ホプキンス大学のグループは、多元主義に基づく治療的アプローチとして、精神疾患の理解のための 4 つの観点を提唱しています[11]。

◆ 患者さんは何を「持っている」か：疾患

◆ 患者さんは生来何で「ある」か：特質

◆ 患者さんは何を「行っている」か：行動

◆ 患者さんは何に「直面している」か：生活史

　これら 4 つの観点で患者さんを捉えることにより、一人ひとりが解決すべき問題・課題が明らかとなり、患者さんの人生をより良く変化させる方法を初めて選択することができるようになります[11, 14]。

　この 4 つの観点は、読者の皆さんにもぜひ活用していただきたいと思います。

　「疾患」の観点とは、例えば統合失調症やうつ病を持っているかということです。ただし、すべての精神疾患が、「疾患」の観点で説明できるわけではありません。

　発達障害や知的障害は「疾患」の観点ではなく、「特質」の観点で理解すべきでしょう。オーディオ機器の音声ボリュームをイメージしてください。同じ音楽を奏でていても音量が

大きすぎると耳障りですが、ほど良い音量だと心地よいはずです。小さすぎるとそもそも周りには聞こえないかもしれません。

「特質」の観点とは、このように正常から病気までをスペクトラムとして理解することです。臨床的には白黒つけがたく、健常者と病者との間にグレーゾーンを想定するのも「特質」の特徴になります。

「行動」の観点には、自殺、過食嘔吐、アルコール依存、薬物依存、ゲーム障害などが含まれます。ひきこもりも、外出という行動をしないという点で「行動」の観点に含めることができます。

「生活史」の観点は、人生上の経験がその後の人生や病気の発症・増悪・改善に大きな影響を与えるということです。これは、精神分析において長年提唱されてきたことです。

一人ひとりの患者さんについて、4つの観点がどの程度その個人に影響しているかを推し量ることで、多元的に病態を理解できるようになります。最後に、4つの観点をイメージしてもらうための架空症例を提示します。

30代前半の男性患者であるAさんは、1年前からうつ病の診断で休職中で、3カ月間隔で職場の産業保健師との面談を行っています。職場での不適応が目立つようになり、ミスを上司から叱責されたことを契機に、不眠・食思不振・抑うつ気分が出現しました。自ら精神科クリニックを受診し、すぐにうつ病（「疾患」の観点）と診断され、薬物療法が開始されましたが、改善が乏しい状態が続いています。

面談のなかで産業保健師が現在の生活状況を尋ねたところ、一人暮らしの退屈しのぎにインターネットゲームにはまり、昼夜逆転してしまい、不眠解消のために飲み始めた酒量が日に日に増えていることが明らかになりました（「行動」の観点）。産業保健師は、うつ病という「疾患」を把握しつつ、インターネットゲーム依存傾向やアルコール依存傾向といった「行動」の問題が生じていることが気になり、これまでの人生について尋ねてみることにしました。すると、幼少期に両親が離婚しており、一人っ子として母親に手厚く養育されていたAさんは、元来大人しく友達付き合いが苦手で、ときどき学校でいじめに遭っていたことがわかりました（「生活史」の観点）。職場でも、いじめまではありませんでしたが、就職以降、ずっと疎外感を抱いていたようです。学生時代は忘れ物が多く、不注意傾向がありながらもずば抜けた理数系の知的能力の高さにより、常に成績はトップクラスで、超一流大学工学部に現役で入学し、その後、大手IT企業に就職することができました（「特性」の観点）。地方都市の支店に配属され、初めての一人暮らしを始めましたが、職場での集団行動になじめず、友人もできず、孤独感を抱えていることが明らかになりました。

　いかがでしょうか？ このように一人の患者さんを 4 つの観点から捉えることで、多元的に、つまり立体的に理解できることがわかったでしょうか？ こうした観点を持つことで、個別性の高い多層的な治療的アプローチを実践しやすくなります。

引用・参考文献

1) American Psychiatric Association. Diagnostic and Statistical Manual of Mental Disorders, Fifth Edition, Text Revision（DSM-5-TR®）. Washington DC, American Psychiatric Association Publishing, 2022, 1120p.
2) WHO. Clinical descriptions and diagnostic requirements for ICD-11 mental, behavioural and neurodevelopmental disorders（CDDR）. 2024. https://www.who.int/publications/i/item/9789240077263（2024.8.17 閲覧）
3) American Psychiatric Association. DSM-5-TR™ 精神疾患の診断・統計マニュアル. 日本精神神経学会監修. 髙橋三郎ほか監訳. 東京, 医学書院, 2023, 1024p.
4) 日本精神神経学会. ICD-11「精神、行動又は神経発達の疾患」および関連する疾患の「臨床記述と診断要件（CDDR）」の発表と英語版 CDDR ダウンロードについてのお知らせ. 2024. https://www.jspn.or.jp/modules/info/index.php?content_id=1130（2024.8.17 閲覧）
5) 神庭重信ほか. ICD-11「精神, 行動, 神経発達の疾患」分類と病名の解説シリーズ. 精神神経学雑誌. 123（1）, 2021, 38-41.
6) 加藤隆弘. 精神分析と発達障害：「分かる」ではなく「分からない」世界を共に生きる精神分析的臨床. 精神療法. 50（4）, 2024, 510-5.
7) 加藤隆弘. 精神分析と脳科学が出会ったら？：免疫細胞が生み出す快と不快の不協和音. 東京, 日本評論社, 2022, 248p.
8) Kandel, ER. Psychotherapy and the single synapse. The impact of psychiatric thought on neurobiologic research. N Engl J Med. 301（19）, 1979, 1028-37.
9) Kandel, ER. Biology and the future of psychoanalysis : a new intellectual framework for psychiatry revisited. Am J Psychiatry. 156（4）, 1999, 505-24.
10) Engel, GL. The need for a new medical model : a challenge for biomedicine. Science. 196（4286）, 1977, 129-36.
11) ポール・マクヒューほか. マクヒュー／スラヴニー：現代精神医学. 澤明訳. 東京, みすず書房, 2019, 440p.
12) ナシア・ガミー. 現代精神医学原論. 村井俊哉訳. 東京, みすず書房, 2009, 496p.
13) 加藤隆弘. "バイオ・サイコ・ソーシャルモデル：脳科学と精神分析との融合モデルによる未来の精神医学". 精神疾患とその治療. 加藤隆弘ほか編. 野島一彦ほか監修. 東京, 遠見書房, 2020, 261-7,（公認心理師の基礎と実践, 22）.
14) 澤明監修. システマティック臨床精神医学：一つの多元的観点による治療体系化. 成田瑞監訳. 東京, 中外医学社, 2024, 154p.

（加藤隆弘）

❷ 精神疾患の代表的な治療・アプローチ

▶ はじめに

　精神疾患を持つ患者さんを治療するためには、精神疾患への理解が不可欠です。精神疾患を「心が原因だ」「脳が原因だ」と一方的に決めつけず、心だけにアプローチする、脳だけにアプローチする、環境（社会）だけにアプローチするなどと偏ることなく、生物 - 心理 - 社会モデル（BPS モデル）に立脚し、多面的に理解する姿勢が求められます [1]。

　精神疾患の治療・アプローチは数多く存在しています。すべての患者さんにすべての治療が必要なわけではなく、1 章❶の最後で紹介した多元主義（4 つの観点）をもって一人ひとりの患者さんを評価し、取捨選択しながら治療戦略を立てることが重要です [2~4]。

▶ 薬物療法

　精神疾患の治療といえば、真っ先に「くすり」をイメージする人が多いでしょう。薬物療法は現代の精神医療における要に位置づけられているといっても過言ではありません。精神疾患の薬物療法に関しては、『心のケアにたずさわる人が知っておきたい精神系のくすり』[5] で詳述しているので、ここでは最近のトレンドを中心に簡単に紹介します。

● 疾患と薬とは単純な 1：1 対応ではない

　向精神薬は精神疾患に対する治療薬の総称であり、抗精神病薬、抗うつ薬、抗不安薬、抗てんかん薬（気分安定薬）、睡眠薬などがあります。最近では、認知症の治療薬や、神経刺激薬と呼ばれる注意欠如・多動症（ADHD）の治療薬も登場しました。従来の薬物療法では、抗精神病薬はもっぱら統合失調症の患者さんに、抗うつ薬はもっぱらうつ病の患者さんにと、疾患と薬物との 1：1 対応が原則となっていました。しかし近年では、A という精神疾患とB という精神疾患とを生物学的にきれいに割り切れないことが遺伝学的研究などで明らかになっています [6]。つまり、疾患 A と疾患 B との間にはオーバーラップ（重なり）があるということです。こうしたエビデンスが後押しとなり、例えば抗精神病薬は統合失調症だけでなく、うつ病、双極症、不安症、発達障害などのさまざまな精神疾患を持つ患者さんにも処方されるようになっています。

● 共同意思決定の重視

　日本の精神医療の現場における向精神薬の多剤併用の多さが国際共同研究などにより明らかになっています [7]。また、ベンゾジアゼピン系薬剤（抗不安薬、睡眠薬など）の過剰投与も問題となっています。こうした多剤併用や過剰投与を「日本人は生物学的な特性として薬が効きにくいのだ」という考えに落とし込むことは、あまりにも短絡的です。精神分析家であった土居健郎は、日本を「甘え」社会と指摘しました。筆者も、こうした薬の多剤併用や過剰投与の背景には、日本人が抱きやすい「依存」に関する心理学的課題が潜んでいると考

えています。したがって、多剤併用の状態に陥っている患者さんの治療では、後述する心理的アプローチ（精神療法）を組み合わせることで、「薬に頼りたい」という患者さんの依存心を上手に取り扱えるようになり、多剤併用を防ぎ減薬に成功するはずです [5、8]。

　なお、新しく登場している薬の多くは旧来の薬に比べて副作用が大幅に軽減されています。それでも副作用がまったくない薬は存在しません。現在の臨床現場では、共同意思決定（Shared Decision-Making；SDM）が重視されています。つまり、患者さんに処方を行う際、医師は、薬の効果だけでなく副作用についても十分に説明し、患者さんに納得してもらったうえで患者さん自身の意思で服薬してもらうように心がける必要があります。こうしたアプローチは患者さんの服薬に対するコンプライアンス（医師の指示に従って患者さんが服薬を順守すること）だけでなく、アドヒアランス（患者さん側の薬の受け入れやすさ）を高めます。また、内服の代わりに月1回の注射で効果が持続する持効性注射薬や、皮膚に貼付するテープ型の抗精神病薬も開発されています。こうした処方の工夫によってもアドヒアランスが高まり、薬を飲むことに抵抗がある患者さんが薬物療法を受け入れやすくなります。

▶ その他の生物学的治療

　生物学的な治療は薬物療法だけではありません。頭部（脳）に直接刺激を与える治療法が開発されています。

● 電気けいれん療法（Electroconvulsive Therapy；ECT）

　1938年に開発された古典的な治療法です。経皮的に頭部に通電を行い、人工的に脳にけいれんを誘発することで治療効果を得る治療法で、治療抵抗性うつ病などの治療に用いられます。従来のECTは筋弛緩薬を用いておらず、全身性のけいれんを引き起こすため、骨折や窒息などの大きなリスクを伴いました。1970年代のアメリカの映画『カッコーの巣の上で』において、ECTが精神病患者さんへの懲罰的な処遇として描写されており、社会的に批判された時代がありました。

　ECTの方法はその後改良され、静脈麻酔薬と筋弛緩薬を用いて全身性のけいれんが生じない修正型ECT（mECT）が実施されるようになり、旧来の方法より圧倒的に安全性が高まっています。日本でも21世紀に入り、この修正型ECTを導入する精神医療機関が増えつつあります。ありとあらゆる薬物療法を駆使しても症状が改善しない患者さんにおいて、ECTが著効することはまれではなく、現代精神医療においても欠かせない古典的な治療法です。

● 反復経頭蓋磁気刺激療法（repetitive Transcranial Magnetic Stimulation；rTMS）

　経皮を介して特定の脳部位をターゲットとして磁気エネルギーを繰り返し与えることで、脳の活動を活性化する治療法で、1980年代にアメリカで開発されました。うつ病の病態への関与が示唆される背外側前頭前野を含む前頭葉にフォーカスを当てて繰り返し磁気を与え

る rTMS は、治療抵抗性うつ病の治療法として、2019 年より日本でも保険診療の枠で実施できるようになりました。国内では実施可能な医療機関は限られていますが、今後普及することが期待されています。

▶ 精神療法（心理療法、サイコセラピー）

心（心理）へのアプローチは、「精神療法」「心理療法」「サイコセラピー」「カウンセリング」などのさまざまな名称で呼ばれていますが、ここでは精神療法と呼ぶこととします。一般の精神科診察のなかで実施されている支持的精神療法から構造化された認知行動療法や精神分析まで、さまざまな精神療法があります。

● 支持的精神療法（Supportive Psychotherapy）

患者さんに対して受容的で支持的な態度で接することで、患者さんに安心感を与え、治療者 - 患者間で信頼が育まれ、良好な治療関係を築く基盤を形成します。支持的精神療法は、薬物療法におけるプラセボ効果を高めます。

● 認知行動療法（Cognitive Behavioral Therapy；CBT）

認知療法と行動療法はそれぞれ独立した形で発展してきた精神療法ですが、1990 年代以降にドッキングして「認知行動療法」と呼ばれるようになっています。

認知療法（Cognitive Therapy）は、アーロン・ベックが 1950 年代にうつ病を「感情の病い」という旧来のコンセプトから「認知の障害」と捉え直し、うつ病の認知モデルを治療的に扱うメソッドを開発したのが始まりです。ストレス源（ストレッサー）に対する受け取り方・考え方といった認知の癖を理解できるようになることで、ストレスに上手に対処するスキルを習得できます。週 1 回、2~3 カ月間の連続したセッションを行う構造化された認知療法（認知行動療法）は、気分障害や不安症などのさまざまな疾患において、エビデンスの高い治療として日本でも普及しています。

行動療法は「行動」に注目し、患者さんが困っている症状を改善するには、まずはどう行動を変えていけばよいかを治療者と患者さんとの間で話し合い、実際に行動を変化させていくことで症状が改善し、より良い生活を送れるようになることを目指します。社交不安症、パニック症、強迫症、ため込み症などの治療として、国内でも九州大学病院などいくつかの拠点となる医療機関で積極的に取り入れられています [9]。

● 森田療法（Morita Therapy）

森田正馬が 1919 年に創始した神経症（不安症、強迫症など）に対する日本発の古典的な精神療法です。森田は、内向的、自己内省的、小心、過敏、心配性、完全主義、理想主義、負けず嫌いなどといった特徴を有する性格（森田神経質）により「とらわれの機制」が生じ、この機制が神経症を発症すると考えました。「あるがまま」の境地に至り、「とらわれ」から開放され、自分を受け入れることで自分らしい生き方を実現する方法です。絶対臥褥期（一

表1 精神分析の設定

①非対面法（カウチ）	治療者が見えない：不在体験
②厳密な時間設定 （例：月～木曜日の連日、 17時00分～17時50分）	出会いと別れの意識化促進
③自由連想法	テーマがない自由と不自由

（文献13を参考に作成）

表2 精神分析の治療技法のポイント

①3つの世界の共通項を理解する	過去・現在・面接室の共通項
②夢を積極的に取り扱う	夢は無意識世界を理解する鍵
③治療者との関係性を扱う	転移・逆転移の理解と解釈

（文献13を参考に作成）

切の活動を禁じ、安静臥床の姿勢で過ごす）に始まり、作業期を体験する入院治療がオーソドックスですが、現在では外来での治療法も開発されています。また、不安症だけでなくうつ病、心身症など、適応疾患も拡大しています[10]。最近では、認知行動療法との共通点も見いだされており、「時代を先取りしていた日本発の精神療法」として国際的な評価も高まっています[11]。

●精神分析（Psychoanalysis）

　第1章❶でも述べましたが、ジークムント・フロイトが19世紀後半に開発した「無意識」を取り扱う古典的な精神療法です。フロイトは、ヒステリーと呼ばれる当時の流行病の治療法の開発を試みるなかで、患者さんの無意識を理解し言葉にして伝えることで症状が劇的に改善した症例をいくつか経験し、この方法を精神分析と名付けました[12]。現代の医療現場で精神分析が実践されることはまれになりつつありますが、20世紀中ごろまでは精神医学の王道の1つとして位置づけられており、特に米国の精神科医の多くは精神分析を専門にしていました。

1）精神分析の方法

　筆者の専門とするところでもあるため、少し詳しく説明します。オーソドックスな精神分析は、厳密な時間設定（週4回あるいは5回、1回につき50分あるいは45分）のもと、カウチ（寝椅子）に横になり、自由連想法という方法で実践します。自由連想法とは、決まったテーマを与えず、頭に浮かんだことを自由に語ってもらう方法です（表1・2[13]）[14,15]。

　治療者（精神分析家）は、患者さん（クライエント）の語りを聴き、多くの沈黙の時間を共有します。治療者は、患者さんの語りから、症状や反復される不適応的な行動、生きづらさの背後に潜む要因を見つけていきます。そして、それを言葉にして（解釈

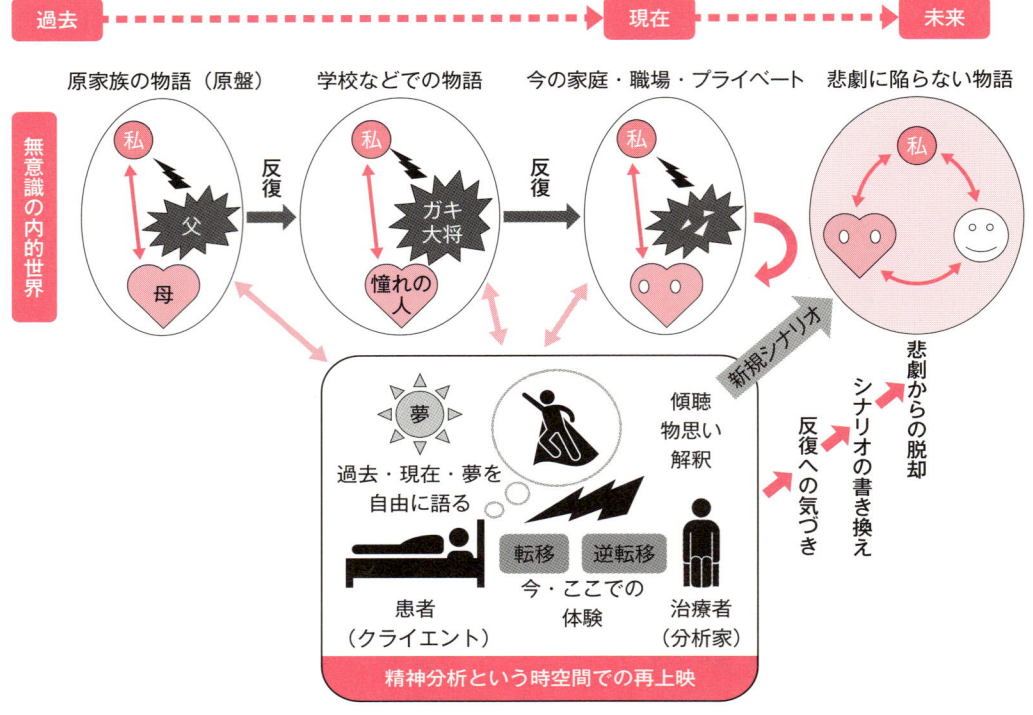

幼少期に作られ現在に至るまで延々と繰り返される
無意識のシナリオの上映（反復強迫）と精神分析によるシナリオの書き換え

図1 精神分析のエッセンス　　　　　　　　　　　　　（文献 13 を参考に作成）

〔interpretation〕）、患者さんに理解したことを伝えます。患者さんは、これまで見えなかっ
た、あるいは見て見ぬふりをしてきた見にくいものを直視できるようになり、自己洞察が深
まり、幼少期から延々と繰り返されてきた「無意識のシナリオ」が修正されていきます。精
神分析という時空間においては、患者さんと治療者との間でも悲劇に陥りそうなシナリオが
再上映されるのですが、年月をかけて、治療者による介入により悲劇のシナリオを書き換え
ていきます（図1）[13、16〜18]。

2）精神分析の展望

　日本には国際精神分析学会（日本精神分析協会）認定の精神分析家は 40 名ほどしかおら
ず、オーソドックスな精神分析を受けることができる場はごく限られています。そのため対
面での週 1〜2 回の精神分析的精神療法が普及しています[19]。精神分析（的精神療法）は、
即効性が期待できない歳月を要する治療ですが、心の深層・パーソナリティに働きかけるた
め長期的な効果が期待されます。英国の精神分析家ピーター・フォナギーらは、精神分析の
エッセンスを抽出し実践しやすくしたメンタライゼーションという方法を開発し、日本でも
普及しはじめています[20]。

●集団精神療法

　個人精神療法は1人の治療者と1人の患者さんとの2人による営みですが、集団精神療法は共通する悩みを抱える人々が、互いの思いや悩みを共有し問題解決を図るというグループで営む精神療法です [21、22]。グループでの仲間体験を通して自分の課題を見つけ、新しい対処法を学ぶことができます。精神分析的なグループから集団認知行動療法、サイコドラマなどさまざまなアプローチがあります [21~23]。

▶ ソーシャル・アプローチ

　薬物療法、精神療法だけが精神科の治療ではありません。以下のようなソーシャル・アプローチも精神疾患を持つ患者さんへの重要な支援となります。

●精神科デイケア

　外来通院による服薬だけでは社会機能の回復が困難なことがまれではありません。精神科病院や精神科クリニックではデイケアという形で、集団のなかでの社会機能の回復を目的としたさまざまなプログラムを有するグループ活動が実施されています。最近では、休職者を対象とした復職支援のためのリワークを実施する精神科デイケアも増えています。

●作業療法（Occupational Therapy；OT）

　作業活動を通じて生活に必要な基本的能力や社会適応能力を高めることを目指して実施されます。精神科病院での活動や精神科デイケアでの中心的なプログラムとして取り入れられています。

●社会生活技能訓練（Social Skills Training；SST）

　対人関係の構築や社会生活が困難な患者さんにおいて、苦手とする社会生活技能を習得するためにロールプレイなどを用いて体験的に技能の習得や向上を目指す訓練のことです。精神科デイケアなどでのプログラムの1つとして取り入れられています。

●精神科訪問看護

　看護師が自宅を訪問し、日常生活の維持や生活技能の獲得支援、対人関係の維持、家族関係の調整、症状の悪化を防ぐ見守り支援などを行っています。最近では、退院後の支援の一環として、再発や再入院の予防のために積極的に取り入れられています。

●デジタル技術を用いた未来の支援

　コロナ禍を契機として、遠隔医療・遠隔支援のニーズが高まっています。従来の電話相談だけでなく、最新のインターネット・デジタル技術を用いたオンライン相談、メタバースやアバターを介した相談、さらには、遠隔操作可能なコミュニケーション・ロボットを用いた支援法の開発が国内でも積極的に進められています。精神疾患の患者さんのなかには直接の対人交流が苦手な人が少なくありません。そのため、直接的に人と関わる必要のないこうした新しい支援法により、セルフスティグマや恥意識により受診・来談を躊躇していた当事者

が、より早期の支援につながることを期待します。ロールプレイが苦手な人にはバーチャルリアリティ（Virtual Reality；VR）を用いた SST も開発されており、精神科デイケアで普及しつつあります。

引用・参考文献

1) Engel, GL. The need for a new medical model：a challenge for biomedicine. Science. 196（4286）, 1977, 129-36.
2) ナシア・ガミー. 現代精神医学原論. 村井俊哉訳. 東京, みすず書房, 2009, 496p.
3) ポール・マクヒューほか. マクヒュー／スラヴニー：現代精神医学. 澤明訳. 東京, みすず書房, 2019, 440p.
4) 澤明監訳. システマティック臨床精神医学：4 つの多元的観点による治療体系化. 東京, 2024, 中外医学社, 154p.
5) 加藤隆弘. "くすりの処方行動における心の交流". 心のケアにたずさわる人が知っておきたい精神系のくすり. 大阪, メディカ出版, 2022, 19-32.
6) Andreassen, OA. et al. New insights from the last decade of research in psychiatric genetics：discoveries, challenges and clinical implications. World Psychiatry. 22（1）, 2023, 4-24.
7) Huang, CY. et al. Trends of Polypharmacy and Prescription Patterns of Antidepressants in Asia. J Clin Psychopharmacol. 38（6）, 2018, 598-603.
8) 加藤隆弘. 転移：逆転移を扱う精神分析の立場から処方行動を考える. こころの科学. 203, 2019, 33-9.
9) 中尾智博. 精神療法の理論と実践：日常臨床における面接技法. 東京, 金剛出版, 2022, 210p.
10) 北西憲二. はじめての森田療法. 東京, 講談社現代新書, 2016, 224p.
11) Nakamura, M. et al. A century of Morita therapy：What has and has not changed. Review Asia Pac Psychiatry. 15（1）, 2023, e12511.
12) フロイト. あるヒステリー分析の断片「ドーラ」. 渡邉俊之ほか訳. 東京, 岩波書店, 2009, 400p, （フロイト全集, 6）. ※原本は 1905 年刊行
13) 加藤隆弘. 精神分析のエッセンス：無意識のシナリオの理解に基づく精神科臨床への活用. 九州神経精神医学. 67（2）, 2022, 35-42.
14) 松木邦裕. 対象関係論を学ぶ：クライン派精神分析入門. 東京, 岩崎学術出版社, 1996, 153p.
15) 藤山直樹. 精神分析という営み：生きた空間をもとめて. 東京, 岩崎学術出版社, 2003, 209p.
16) 北山修. 劇的な精神分析入門. 東京, みすず書房, 2007, 304p.
17) 加藤隆弘. 精神分析と脳科学が出会ったら？：免疫細胞が生み出す快と不快の不協和音. 東京, 日本評論社, 2022, 248p.
18) 加藤隆弘. 逃げるが勝ちの心得：精神科医がすすめる「うつ卒」と幸せなひきこもりライフ. 京都, 木立の文庫, 2023, 224p.
19) 加藤隆弘. 日本で精神分析家を志す立場から週 4 回の精神分析について考える. 精神分析研究. 56（1）, 2012, 50-2.
20) 池田暁史. メンタライゼーションを学ぼう. 東京, 日本評論社, 2021, 208p.
21) アメリカ集団精神療法学会. AGPA 集団精神療法実践ガイドライン. 西村馨ほか訳. 大阪, 創元社, 2014, 152p.
22) 鈴木純一. 集団精神療法：理論と実際. 東京, 金剛出版, 2014, 300p.
23) 相田信男. 実践・精神分析的精神療法：個人療法そして集団療法. 東京, 金剛出版, 2006, 264p.

（加藤隆弘）

3 うつ病

うつ病とは

●はじめに

　失敗したり、人間関係がうまくいかなかったり、失恋したり、病気になったりしたら、皆さんはどのように感じるでしょうか？ 気分が落ち込んで、意欲が出ず、何事もおっくうに感じたりしませんか？ 不安で眠れなかったり、食欲がわかなかったり、自分はなんてだめなんだ、と自分を責めてしまったりすることもあります。しかしこういった抑うつ反応は、人間の自然な反応として起こりうるものです。少し休養をとったり気晴らしをしたりして、時間の経過とともに元の生活に戻っていくことでしょう。

　うつ病はこういった抑うつ反応が過剰であり、日常生活に大きな支障をきたします。抑うつ症状がほとんど1日中、ほぼ毎日、2週間以上（実際にはもっと長い期間）続くのです。仕事にも手がつかず、気晴らしが気晴らしにならず、夜も眠れず、食事もとれず（食べ過ぎる人もいます）、整容の乱れも気にならなくなることがあります。これらはけっして甘えや怠けではなく、れっきとした病気なのです。適切な治療法があり、回復していくものです。

●うつ病とは

　うつ病は100人に6人が罹患するといわれており（厚生労働省）[1]、けっしてめずらしい疾患ではありません。20歳代と50歳代の二峰性に発症のピークがあり、女性に多い（男性：3.84%、女性：8.44%）ことが知られています[2]。約60%は2回目のエピソードがあり、再発が多い疾患です。ほとんど1日中続く抑うつ気分と、ほとんどすべての活動における興味・喜びの喪失が主症状で、これがほぼ毎日、2週間以上（実際にはもっと長期間）続きます。

　うつ病といえば気持ちの症状ばかりに注目しがちですが、頭痛や肩こり、不眠、腹痛や食思不振、下痢・便秘などの身体症状がよく出ることも知られています。「私は（あなたは）うつ病にはならない」といった、自他ともに認めるとても社交的で快活な方でも、うつ病を罹患することがあります。性格や心の弱さのせいではなく、誰にでも発症しうる病気です。

　うつ病は自殺に深く関連することが知られており、自殺者の30%はうつ病に罹

患していたことがわかっています。適切な治療で回復することができるため、早期発見・早期治療が大切です。

　うつ病では身体症状が生じると述べましたが、逆に身体の疾患やその治療の影響でうつ病の症状が出てくることもあります。困ったことがあったら身体科の主治医にも遠慮なく相談してください。

✔ 最新エビデンス

　残念ながらうつ病の詳しい原因はわかっていません。何らかの脳機能障害によるものと考えられており、脳内の神経伝達物質セロトニンやノルアドレナリンの減少が関連しているとの仮説（モノアミン仮説）が有力であり、抗うつ薬はセロトニンやノルアドレナリンがターゲットとなっています。しかし、実際にはモノアミン仮説だけでは説明できないことも多く、もっと複雑なメカニズムがあると考えられ、ホルモンやサイトカイン、ミクログリアなどの炎症反応などの研究がなされています。さまざまな研究において、セロトニンの前駆物質であるトリプトファンの減少が示唆されていますが、うつ病の患者さんでもトリプトファンが減少していない人がいることも知られており、うつ病にも多様な型があると考えられます。

　抗うつ薬の効果も人によってさまざまであり、いわゆる新型／現代型うつのように（p.42 *Column* 参照）、抗うつ薬の効果が限定的な抑うつ症候群も存在します。

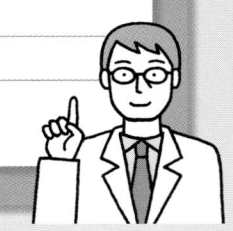

▶ うつ病ってどういう疾患？

● うつ病の症状

　うつ病は、気持ちのエネルギーが枯渇してしまっている状態です。気分症状（抑うつ気分、興味・喜びの喪失）を主体とし、認知や思考の障害（思考力・集中力の減退、無価値感・罪責感、死についての反復思考）、意欲の障害（疲労感、気力の減退、運動が鈍いあるいはじっとしていられない）、身体症状などがみられます。

　うつ病の抑うつ気分は単なる悲しみとは異なり、悶えるような苦痛です。それは、死を考えるほどです。興味・喜びの喪失も、ただ楽しくないのではなく、すべてがつまらなくなって興味を喪失します。待望の孫が生まれても「ふーん、そう」というほどに、時に「何も感じない」と言ったりもします。考えがまとまらず、どうしてよいかわからなくなることもあります（思考力の減退）。自分は生きている価値がないんだ（無価値感）、とんでもないことをしでかしてしまったと罪の意識に苛まれ（罪責感）、こんな自分は死んでしまうしかない（自殺念慮）、と死についての思いが頭から離れません。眉間にシワを寄せ、深いため息をつき、元気もありません。何も言わなくなり、話しかけても何も答えないか、か細い声で一言答えるだけ（思考制止）の人もいます。一部の人はイライラして落ち着きがなく、部屋中を徘徊して回ったりもします（焦燥）。

　上記は入院が必要なほどの重症の患者さんの例ではありますが、軽症の患者さんも同じように感じますし、症状が悪化することもあります。こんな状態の人に、「頑張って！」と言っても無理なことはわかると思います。加えて、ずっと頑張ってきた人が多いため、「頑張って！」の言葉に対して頑張りきれない自分を責めて、自殺に至ってしまうこともあります。しっかりと休養をとり、気持ちのエネルギーを回復させることが必要です。

● うつ病の患者さんに気づくには

　元来真面目な性格の人も多く、病初期には必死になって元気に振る舞おうとします。医療機関でも診察中はにこにことよく話をしますが、待合室では「本当に同じ人？」と思うほどにぐったりしている人もいます。

　気持ちの症状に加えて身体の症状が出てくる人も多くいます。うつ症状を呈する患者さんが最初に受診する診療科は、内科・婦人科・脳外科などの身体科が実に8割を超えます。精神科・心療内科を受診した人は1割にも満たないのです[3]。患者さんが訴える症状も、気持ちの症状より身体症状が多く、むしろ身体症状のほうが気づきやすいかもしれません。

　うつ病の症状や程度を自ら簡便に把握できるPHQ-9（Patient Health Questionnaire-9）というチェックリストがあります（図1）[4, 5]。これは、9つの項目をチェックすることで、ある程度抑うつの状態を把握できるものです。9つの項目はうつ病の症状に対応しています。9つのそれぞれの質問に関して「全くない（0点）」から「ほとんど毎日（3点）」をチェックしてもらい、合計します。10点を超えるとうつ病のリスクが高いことが知られています。こういったツールをもとに症状をアセスメントしたり、自分自身が不調を感じたときに使っ

この2週間、次のような問題にどのくらい頻繁（ひんぱん）に悩まされていますか？	全くない	数日	半分以上	ほとんど毎日
（A）物事に対してほとんど興味がない、または楽しめない	☐	☐	☐	☐
（B）気分が落ち込む、憂うつになる、または絶望的な気持ちになる	☐	☐	☐	☐
（C）寝付きが悪い、途中で目がさめる、または逆に眠り過ぎる	☐	☐	☐	☐
（D）疲れた感じがする、または気力がない	☐	☐	☐	☐
（E）あまり食欲がない、または食べ過ぎる	☐	☐	☐	☐
（F）自分はダメな人間だ、人生の敗北者だと気に病む、または自分自身あるいは家族に申し訳がないと感じる	☐	☐	☐	☐
（G）新聞を読む、またはテレビを見ることなどに集中することが難しい	☐	☐	☐	☐
（H）他人が気づくぐらいに動きや話し方が遅くなる、あるいは反対に、そわそわしたり、落ちつかず、ふだんよりも動き回ることがある	☐	☐	☐	☐
（I）死んだ方がましだ、あるいは自分を何らかの方法で傷つけようと思ったことがある	☐	☐	☐	☐

あなたが、いずれかの問題に1つでもチェックしているなら、それらの問題によって仕事をしたり、家事をしたり、他の人と仲良くやっていくことがどのくらい困難になっていますか？			
全く困難でない	やや困難	困難	極端に困難
☐	☐	☐	☐

図1 PHQ-9（Patient Health Questionnaire-9）日本語版（2018）

（文献4、5より転載）

てみたりするのもお勧めします。

●認知の偏り

「現実の受け取り方」や「ものの見方」を認知といいますが、うつ病では認知が否定的になることが知られています。否定的な認知が重篤になると妄想に発展することがあります。「自分の失敗で皆に迷惑をかけている」（罪業妄想）と言ったり、「お金がない、破産だ」（貧困妄想）と感じたり、「自分は重大な病気にかかってしまった」（心気妄想）といった微小妄想です。実際には大きな失敗や経済面・健康面の問題があるわけではありません。症状として認知のゆがみが生じ、自分のことを過小評価してしまうのです。そういったときに、「迷惑をかけたから仕事を辞めてしまおう」「学費が払えないから退学しよう」などと考えてしまうこともあります。

妄想の有無にかかわらず、抑うつ症状が強いときはネガティブ思考しかできなくなります。そんなときに仕事や学校を辞めたり、転居や離婚などを考えることは、本来の本人の考えと

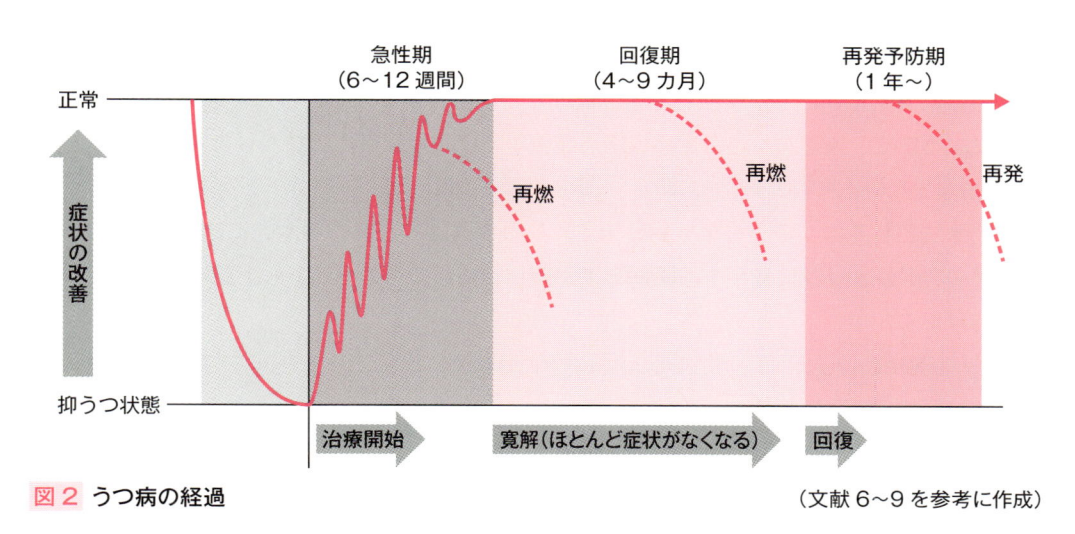

図2　うつ病の経過　　　　　　　　　　　　　　　　　　　　　　　（文献6〜9を参考に作成）

異なる決断であることがほとんどです。大きな決断については考えずいったん保留にします。まずは十分な休養をとり、うつの治療を行います。大きな決断は本来の調子を取り戻した後で、冷静に考えるようにしてください。

▶ 脳と身体に何が起こっている?

うつ病のメカニズムはまだ明らかではありませんが、抗うつ薬の投与により、脳の神経シナプス（神経細胞の接合部）間のセロトニンやノルアドレナリンといった神経伝達物質が増加することがわかっています。これらのことから、脳内の神経シナプス間のセロトニンやノルアドレナリンの減少がうつ病に関わっていると考えられています（モノアミン仮説）。実際にはもっと複雑であると考えられますが、モノアミン仮説にのっとった現在の薬物療法がとても重要であることは変わりありません。

▶ どんな治療をする?

●うつ病の経過

うつ病の加療は長期にわたります（図2）[6〜9]。症状は一進一退で、なかなか思うように進まないこともあります。他覚的に周囲から見て、「少し良くなってきたかもしれない」と思い始めても、本人が症状の改善を自覚できるのはだいぶ後です。そんななか、身体症状は比較的早く改善し、さらに本人も改善を自覚しやすいです。身体症状の適切なアセスメントはスクリーニングで抑うつに気づくときにも重要ですが、回復を自覚するためにも重要です。

●休　養

うつ病の治療としてまず重要なのは、「十分な休養をとる」ことです。ゆっくり休んで、心のエネルギーを蓄えます。ゆっくり休むために、一時的に仕事や学業、家事などから離れ

ることが必要になるかもしれません。「周りの人に迷惑をかけてしまう」と焦る気持ちがあるかもしれませんが、急がば回れです。無理して空回りするより、ゆっくり休んで、動けるようになるまで、無理なく過ごせる環境を調整するほうが回復につながります。

● 薬物療法

　薬物療法としては、抗うつ薬を用います。抗うつ薬は、どれも基本的にはセロトニンあるいはノルアドレナリンに作用する薬剤です。新しい種類のものだけでも下記に挙げたように、多くあります。

- ◆ SSRI（Selective Serotonin Reuptake Inhibitor：エスエスアールアイ）：選択的セロトニン再取り込み阻害薬
- ◆ SNRI（Serotonin Noradrenaline Reuptake Inhibitor：エスエヌアールアイ）：セロトニン・ノルアドレナリン再取り込み阻害薬
- ◆ NaSSA（Noradrenergic and Specific Serotonergic Antidepressant：ナッサ）：ノルアドレナリン作動性・特異的セロトニン作動性抗うつ薬
- ◆ SRIM（Serotonin Reuptake Inhibitory Modulator：エスリム）：セロトニン再取り込み阻害・セロトニン受容体調節薬

　基本的にはどの薬剤も抗うつ作用は大きく変わらないとされています。そのため、患者さん個人の症状や副作用などに応じて薬剤が選択されます。抗うつ薬のほかには、抗精神病薬、気分安定薬、睡眠薬や抗不安薬を用います。ドパミンに対する作用を持つ薬剤を抗精神病薬と分類しますが、考えがまとまらない、不安や不眠、妄想などの異常体験に対して使用したり、抗うつ薬の増強療法としてなどさまざまな効果を得るため、よく使われます。

　一方で、一部に、うつ病と同様の抑うつ症状があるにもかかわらず、残念ながら抗うつ薬の効果が限定的である患者さんがいます。人によっては休養や薬物療法などが逆効果になることもあるのです。処方の意図や治療方針について主治医に確認してみるとよいでしょう。

　より重篤な患者さんには、修正型電気けいれん療法や反復経頭蓋磁気刺激療法などが用いられることもあります。怖いイメージがあるかもしれませんが、実際にはとても安全で、かつ効果的な治療法です。特に電気けいれん療法は幻覚妄想を伴う場合、食事がまったくとれなくなっている場合、自殺念慮が切迫している場合などに劇的な効果を発揮します。

● 精神療法、環境調整、生活習慣の改善

　動けるようになってくると、休養や薬物療法以外にも、精神療法や環境調整、生活習慣の改善など、さまざまなことに取り組みます。ストレス因となりうる状況について振り返る、負担がかかる場面でどのように対処するかを学ぶ、調子が悪いときのサインを知るなどして、調子の維持に努めます。実際には病初期から始めますが、急性期の状態を過ぎてからのほうがより効果的です。診察（特に外来診察では）は、残念ながらごく短時間のこともあるかもしれませんが、例えば認知行動療法のエッセンスを取り入れながら話をするなど、医師もさまざまな工夫を行っています。

うつ病は再発しやすいことが知られています。調子が良くなったときに無理をせず、余裕をもって生活するようにしてください。薬物療法の継続も重要です。症状が良くなったから、調子が良いからと自己判断で服薬を中止せずに、主治医とよく相談するようにしてください。

うつ病の徴候に支援者が気づくための ＼アセスメントのポイント／

日本には恥の文化があり、「顔で笑って心で泣く」という言葉もあります。うつ病の人は気持ちの症状を隠して自ら言わないことも多くあります。積極的に聞くことも大切ですが、同時に聞きにくい場面も多いと思います。うつ病は身体症状も多くみられる疾患ですので、「疲れてそうだけど、最近眠れている？」「なんだかやせてきているみたいだけど、ご飯は食べられている？」のように身体症状をとっかかりにして声かけを行うのもよいと思います。図1[4, 5]のチェックリストもぜひ活用ください。

治療につなげるには どう伝える？

うつ病の困り感は想像できる人も多いので、周囲も比較的気づきやすいかもしれません。身近な人が浮かない様子で、はぁーっとため息をついていると、見ていて心配になることもあると思います。互いの関係性から「大丈夫？　どうかしたの？」と、ぱっと声かけできることもありますが、何と言ったらよいものか、なかなかきっかけがつかめないこともよくあります。そんなとき、うつ病はどんな疾患だったか、思い出してみてください。うつ病では、気持ちの症状に加えて、身体の症状もみられます。もしかしたら目の前の人も、眠れなくて困っているかもしれません。食事が喉を通らないかもしれません。よく見ると、なんだかやせてきている気もします――、そういった身体の症状をきっかけに声かけをしてみて、さらに何か困っていそうだったら、「最近きつそうにしているから、私は心配しているよ」と加えてみるとよいでしょう。悩みや困りごとは人それぞれで、相談したいときもあれば、話したくないときもあります。無理に聞き出す必要はありません。「困っていたらいつでも言ってね、相談にのるよ」と伝えるとよいでしょう。

職場の同僚同士のやり取りを紹介します。職場の同僚であるAさんとBさんは長い付き合いです。普段から趣味のスポーツの話題で盛り上がっていますが、この1カ月、Aさんは元気がありません。Bさんは心配していますが、なかなか話しかけるきっかけがつかめません。さらに最近では、Aさんがやせてきているような気がしています。

はあー（ため息）。

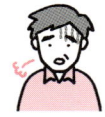 Aさん

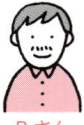 Bさん

どうしたの？

いや、別に。

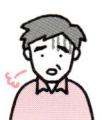

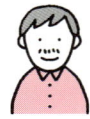

そうか。いや、なんだか最近やせてきているんじゃない？ ちょっと心配だよ。食事は食べられているかい？

※尋ねやすい身体症状から聞く。

実は、この1カ月、なんだか食欲がわかなくて。なんとか食べなきゃ、と思ってはいるんだけど。

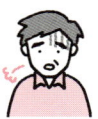

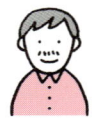

そうか、それは大変だね。内科とか、行ってみた？

※共感を示す。

実はもう行ったんだ。特に問題ないって言われたよ。

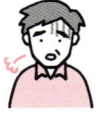

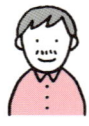

そうなんだ。夜は眠れている？

うーん。なかなか寝付けないよね。暑さのせいかと思っていたけど。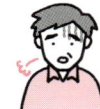

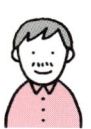 眠れないと、つらいねぇ。最近野球の話もしなくなったし。仕事もはかどらなくなっているみたいで、心配していたんだ。何か大変なことでもあった？

そんなことないと思うけどな。でも、確かにスポーツ観戦をしても楽しくないな。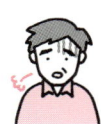

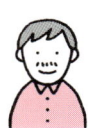 最近仕事も忙しいし、気分が落ち込んだり、やる気が出なかったりしているのかなって僕は心配していたんだよ。もしかしたらうつっぽくなっているのかなあ。

……俺はうつ病なのかな。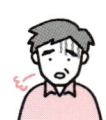

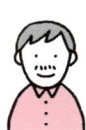 僕は専門家じゃないしうつ病かはわからないけど、もしうつ病であれば軽いうちに治療すると早く良くなるって聞いたことがあるよ。専門の先生にかかってみるのもいいのかもしれないよ。それか、内科の先生に相談してみてもいいのかも。

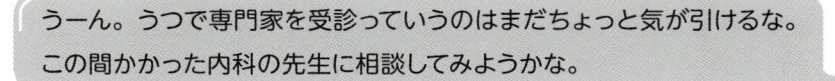 うーん。うつで専門家を受診っていうのはまだちょっと気が引けるな。この間かかった内科の先生に相談してみようかな。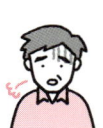

新型／現代型うつと適応障害

●新型／現代型うつ

　近年、一見軽症の抑うつケースが増えています。こうした軽症の抑うつは、マスコミから「新型うつ」「現代型うつ」と呼ばれたり、病院で「適応障害」と診断されたりしています。新型／現代型うつの特徴は、学校や職場で何らかのストレスイベントを契機としてうつや不安が出現しますが、学校や職場から離れると症状は速やかに軽減・消失し、そして気晴らし（ゲームなどの娯楽、外食、旅行など）は積極的に行えることです。また、新型／現代型うつの人は、「自分はうつ病なので薬をください」「自分には休みが必要なので診断書をください」というように、自ら積極的に精神科や心療内科を受診します。一方で、休学や休職することで症状が改善し復学・復職したとしても、再び同様の経過をたどりやすいという特徴もあります。最終的には退学・退職となり、ひきこもりに至るケースもまれではありません。

　筆者はこうした人々を、一般の方を対象とした拙書『逃げるが勝ちの心得：精神科医がすすめる「うつ卒」と幸せなひきこもりライフ』[10] のなかで「逃げるが負け」になりやすいタイプと分類しました。また、樽味はこのような症例を気分障害の１つとして分類し「ディスチミア親和型うつ病」と名付けました [11]。現在、筆者らは、こうした状態にある人を「新型／現代型うつ（modern-type depression）」と暫定的に呼び（以前は「現代抑うつ症症候群」と呼んでいました）、専門外来を立ち上げ、評価法や支援法を開発するための研究と臨床を進めています。

●メランコリー型うつ

　従来、勤勉・生真面目・凝り性といった「執着気質」という性格傾向を持つメランコリー型うつ病が、日本におけるうつ病の典型でした [11]。メランコリー型うつ病の患者さんは、うつ病になってもうつ症状を隠し、我慢して、精神科や相談機関を訪れることもなく、自分を責め続けます。そして最後に追い込まれて自殺行動を起こし、ようやく精神科につながるケースも少なくありません。筆者はこうした人々を「逃げない」タイプと分類しています [10]。

●適応障害

　軽症の抑うつはしばしば「適応障害」と診断されやすいのですが、実は適応障害の診断はとても難しく、（周囲からは過剰と思われない程度の）外的ストレスにより、（周囲からは過剰に見えるような）抑うつ症状や不安症状を呈し

て職場や学校での不適応を引き起こし、現場から逃げるといった回避行動をする適応の障害があることが診断に必要です。ほかの精神疾患に該当せず、かつ外的ストレスから遠ざかることで症状が速やかに（半年以内に）消失する場合にのみ診断されます。したがって、厳密に評価すると「適応障害」と診断されるケースは多くないはずなのですが、日本の医療現場では「適応障害」と診断されるケースが非常に多いです。表1[12]に、うつ病と、新型／現代型うつ、適応障害との違いをまとめたものを示します。

表1　「うつ病」と「適応障害」「新型／現代型うつ」との違い

	ストレス因の有無	期間	症状数	抑うつ気分あるいはアンヘドニア	特徴
うつ病（大うつ病）	どちらでもよい	2週間以上	5つ以上	いずれかを満たす	
軽症うつ病	どちらでもよい	2週間以上	5つ（7つ以上になることはほぼない）	いずれかを満たす	薬剤反応性はよくない
非定型うつ病	どちらでもよい	2週間以上	5つ以上	抑うつ気分が主体	気分の反応性・対人過敏・過眠・過食・鉛様麻痺
持続性抑うつ障害・気分変調症（ディスチミア）	どちらでもよい	抑うつ気分がほとんど1日中存在し、それのない日よりもある日のほうが多く、少なくとも2年続いている	5つ未満。大うつ病の基準を満たす時期があってもよい（DSM-5-TR™）	抑うつ気分が主体で、アンヘドニア・焦燥・制止・自殺念慮の有無は問わない	パーソナリティ症・物質使用症と併存しやすい
適応障害	はっきりと確認できるストレス因あり	ストレスに反応して3カ月以内に症状が出現。ストレス終結後6カ月以内に症状が消失	大うつ病に限らず、ほかの精神疾患の基準を満たさない場合のみ診断可（上記の抑うつエピソード診断を優先する）	落ち込み、涙もろさ、絶望感が主体	ストレス因に対する反応が不適応的である。つまり、症状の重症度や表現型に影響を与えうる外的文脈や文化的要因を考慮に入れても、そのストレス因に不釣り合いな程度の強度を持つ著しい苦痛を呈する
新型／現代型うつ	はっきりと確認できるストレス因あり（職場や学校での社会的ストレスが主体）	職場や学校での社会的ストレスに反応して早期に症状が出現し、ストレスがない状況では速やかに症状が消失	大半は5つ未満	抑うつ気分が主体	樽味（2005）[11]が提唱した疾患概念
状況依存的な抑うつ反応
他責、回避、自己愛傾向といった病前性格
薬剤反応性はよくない

（文献12を参考に作成）

●「適応障害」「新型／現代型うつ」はなぜ増えた？

　我慢して学校や職場から決して逃げようとしないメランコリー型うつ病の人と比べて、すぐに学校や職場から逃げようとする適応障害や新型／現代型うつの人に対し、日本人は偏見を抱きやすいことが明らかとなっています。筆者らが実施した8カ国の精神科医を対象とした意識調査では、日本人以外の精神科医はメランコリー型うつ病の人の性格傾向を問題視しましたが、興味深いことに、日本人の精神科医は執着気質の問題に無自覚でした[13)]。調和（つまり社会・集団への適応）が過剰に求められる日本社会では、調和的・適応的で社会から逃げようとしない執着気質を持つ人が美化されやすく、逃げるというアクションをとりがちな適応障害や新型／現代型うつの人は、「逃げるのは弱い！」「逃げるのは悪！」と捉えられやすいのかもしれません[14)]。

　日本は集団社会に調和して適応することが重視される集団主義社会です。家庭での親と子、学校での先生・生徒あるいは先輩・後輩といった上下関係にはじまり、会社での年功序列など上下関係に基づく社会的役割にうまく適応することが美徳とされ、奨励されてきました。しかし、1990年代後半のバブル経済の崩壊を機に、伝統的な年功序列のような調和を重んじる企業のシステムが破綻し、グローバル化が進み、従来の上下関係の枠を越えて個々人の成果を重視する欧米的な成果主義が導入されるようになりました。これを契機に多くの中高年が失業し、失業率の急増とパラレルに、中高年の自殺者が急増しました。こうした自殺者の多くは執着気質やメランコリー気質を持ち、最後まで社会から逃げず、最終的に唯一の逃げ場として自ら死を選んだ人が多かったのではないかと推察します。

　同時期に台頭してきたのが、「適応障害」「新型／現代型うつ」の人々です。彼らの多くは1980年代に始まったゆとり教育のもとで育った若者・青年たちです。新型／現代型うつの人は他責的で、自らの抑うつ症状や職場での不満をストレートに上司や同僚に訴えるため、周りからは「わがまま」「出る杭」「分をわきまえない人」とネガティブに評価されがちで、偏見の目で見られやすいといえます[15)]。

●求められる初期対応

　「適応障害」「新型／現代型うつ」の人への対応には、偏見解消につながる周囲のアプローチが重要です[14)]。筆者らは、「新型／現代型うつ」傾向にある人の性格などの特性を簡便に評価できる自記式アンケートTACS-22（22項目版「新型／現代型うつ」特性評価尺度〔図3[10、16)]〕）を独自に開発しました。TACS-22は、「社会的役割の回避」「不平不満」に加え「低い自尊心」という

3つの因子から成り立っています。

以下の文章は普段のあなたにどのくらいあてはまりますか。最も適切な番号をひとつ選び、〇をつけてください。あまり深く考え込まずに答えてください。

		あてはまらない	あまりあてはまらない	どちらでもない	少しあてはまる	あてはまる
1	周囲から休むように言ってもらいたい	0	1	2	3	4
2	自分は傷つきやすい人間だ	0	1	2	3	4
3	仕事や勉強より、好きなことだけをして過ごしたい	0	1	2	3	4
4	人生は何とかなると思う	0	1	2	3	4
5	社会人や学生という枠にはめて欲しくない	0	1	2	3	4
6	社会がなくなってしまえばいいと思う	0	1	2	3	4
7	周りの人に自分の個性を尊重してほしい	0	1	2	3	4
8	何事も完璧でないと気が済まない	0	1	2	3	4
9	人生には苦労が必要だ	0	1	2	3	4
10	誰も自分を理解してくれない	0	1	2	3	4
11	周囲に合わせるよりも、マイペースに生きていきたい	0	1	2	3	4
12	自分は価値のない人間だ	0	1	2	3	4
13	調子が悪い時に休むのは当然だ	0	1	2	3	4
14	周囲の人のサポートが足りない	0	1	2	3	4
15	人に頼りたい	0	1	2	3	4
16	周囲の人から気をつかわれるとつらい	0	1	2	3	4
17	したくないことには手を抜く	0	1	2	3	4
18	身に覚えのないことで非難される	0	1	2	3	4
19	あまり苦労せずに生きていきたい	0	1	2	3	4
20	つらい気持ちが表情や動きに出やすい	0	1	2	3	4
21	世の中には無駄な決まりが多い	0	1	2	3	4
22	今の自分の状態は周りの人の責任だ	0	1	2	3	4

図3 TACS-22（22項目版「新型／現代型うつ」特性評価尺度）

「社会的役割の回避」「不平不満」「低い自尊心」という3因子22項目から成る自記式の評価尺度。正式名は、「樽味の『新型／現代型うつ』特性評価尺度22項目版」。

（文献10、16より転載）

　特に注目すべきと考えているのは「低い自尊心」です。他責的で不平不満をすぐに訴える「新型／現代型うつ」の人は、周囲からは「傲慢な人」「わがまま」とみなされがちですが、「実は、彼らは自信がないのだ、自信がないからこそ自己防衛として他者を責めたりしてすぐに逃げだすのだ」と理解していくことが大切です [14]。私たちが彼らの存在そのものを認め、できている面を積極的に言葉で評価することで、「適応障害」や「新型／現代型うつ」的な状況

に至ることを予防できるかもしれません。

（加藤隆弘）

引用・参考文献

1) 厚生労働科学研究費補助金 こころの健康科学研究事業. 精神療法の実施方法と有効性に関する研究. 2005. https://mhlw-grants.niph.go.jp/project/9982（2024.8.11 閲覧）
2) 川上憲人. 世界のうつ病、日本のうつ病：疫学研究の現在. 医学のあゆみ. 219（13）, 2006, 925-9.
3) 三木治. プライマリ・ケアにおけるうつ病の実態と治療. 心身医学. 42（9）, 2002, 585-91.
4) Muramatsu, K. et al. Performance of the Japanese version of the Patient Health Questionnaire-9（J-PHQ-9）for depression in primary care. Gen Hosp Psychiatry. 52, 2018, 64-9.
5) 村松公美子. Patient Health Questionnaire（PHQ-9, PHQ-15）日本語版および Generalized Anxiety Disorder-7 日本語版 -up to date-. 新潟青陵大学大学院臨床心理学研究. 7, 2014, 35-9.
6) Kupfer, DJ. Long-term treatment of depression. J Clin Psychiatry. 52, 1991, 28-34.
7) 武田薬品工業株式会社. これから治療をはじめる方へ. うつ, ここから晴れ. https://www.utsu-kokokara.jp/opinion/faq_01.html（2024.7.27 閲覧）
8) Qaseem, A. et al. Nonpharmacologic Versus Pharmacologic Treatment of Adult Patients With Major Depressive Disorder : A Clinical Practice Guideline From the American College of Physicians. Ann Intern Med. 164（5）, 2016, 350-9.
9) 塩野義製薬株式会社. うつ病. https://wellness.shionogi.co.jp/psychosis-neurosis/depression.html（2024.7.27 閲覧）
10) 加藤隆弘. 逃げるが勝ちの心得：精神科医がすすめる「うつ卒」と幸せなひきこもりライフ. 京都, 木立の文庫, 2023, 224p.
11) 樽味伸. 現代社会が生む"ディスチミア親和型". 臨床精神医学. 34（5）, 2005, 687-94.
12) 加藤隆弘ほか. 「現代抑うつ症候群（新型うつ・現代うつ）」は閾値下うつ, あるいは, 適応障害か？：精神医学的知見に鑑みて. ストレス科学. 32（1）, 2017, 63-73.
13) Kato, TA. et al. Introducing the concept of modern depression in Japan ; an international case vignette survey. J Affect Disord. 135（1-3）, 2011, 66-76.
14) 加藤隆弘. 「適応障害」と診断されがちな「新型／現代型うつ」の治療戦略：「逃げたいこころ」への共感と理解を促す心理社会的支援. 医学のあゆみ. 287（4）, 2023, 253-8.
15) Kato, TA. et al. Modern-Type Depression as an "Adjustment" Disorder in Japan : The Intersection of Collectivistic Society Encountering an Individualistic Performance-Based System. Am J Psychiatry. 174（11）, 2017, 1051-3.
16) Kato, TA. et al. Development and validation of the 22-item Tarumi's Modern-Type Depression Trait Scale : Avoidance of Social Roles, Complaint, and Low Self-Esteem（TACS-22）. Psychiatry Clin Neurosci. 73, 2019, 448-57.

（松島敏夫）

4 双極症

🔍 双極症とは

双極症とは、躁状態とうつ状態という気分の波を周期的に繰り返す疾患であり、躁状態では気分が高揚し、開放的であったり怒りっぽくなったりし、活動性や活力も異常に亢進します。反対にうつ状態では気分が落ち込み、さまざまなことに興味や関心を持てず、活動性なども落ちてしまいます。躁状態とうつ状態の間の寛解期には機能障害を残さないことが多いですが、若くして発症する人もおり、再発頻度の高い疾患として知られています。治療としては薬物療法を行うことが基本であり、長期的に薬を内服して気分の波を予防することになります。躁病エピソードやうつ病エピソードを繰り返すたびに心理社会的な傷を抱える人もいるため、予防薬の内服の継続や、心理社会的治療がとても大切になります。

✔最新エビデンス

双極症の生涯有病率は世界的には約 1%程度といわれています[1]。日本の疫学調査のデータは限られていますが、世界精神保健日本調査セカンドでは有病率が0.2%と報告されています[2]。発症年齢は平均で 30 歳と、うつ病と比較して若年で発症するといわれています[3]。双極症の患者さんは正しい診断と治療につながるまでに 10 年近くの期間が経過しているともいわれており、未治療期間が長い患者さんは入院回数や自殺企図の回数が多いことが知られています。再発・再燃リスクは未治療であれば 1 年後に 65%程度であり、維持療法を行っている場合には 40%程度になるといわれています[4]。

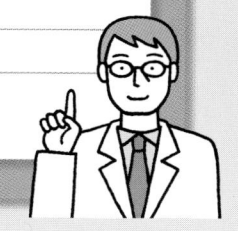

▶ 双極症ってどういう疾患？

　双極症とは、病気の経過中に躁状態・うつ状態といった症状を繰り返し認める疾患です。それぞれの症状が一定期間持続し、日常生活や社会生活において支障をもたらす際に診断されます（図1）[5]。双極症の生涯有病率は世界的には約1%程度であり、10～30代の若年で発症する頻度が高いといわれています。うつ状態で初発した際にはうつ病と双極症との鑑別は困難であり、若年発症のうつ病はその後の躁転に注意する必要があります。双極症にはⅠ型とⅡ型という分類もあり、双極症Ⅰ型は下記躁病エピソードが7日間持続し社会生活に著しい障害を認める際に診断されます。一方、双極症Ⅱ型ではそこまで重篤でない軽躁エピソードを認め、その持続期間も4日以上と少し短い期間で診断が可能となります。

● 躁病エピソード

　躁状態では、とにかく機嫌が良く口調も速く、話し出すと止まらなかったり、見境なく人に話しかけたりする人もいます。本人としては「調子が良い」と感じ、「眠らなくても大丈夫」と言って活動性も亢進しますが、実際にはその行動や話している内容がころころと変わり、内容にまとまりがなく、客観的には無謀にも思える行動をとるため周囲から心配されることも多いです。楽観的に「何でもできる」と言って普段は行わないような大胆な行動を起こし、見境のない浪費行動や性的逸脱行動などの問題行動により大きな心理社会的な傷を抱えることもあります。さらに躁状態が亢進すると、周囲からの制止に対して過剰に怒りっぽくなる

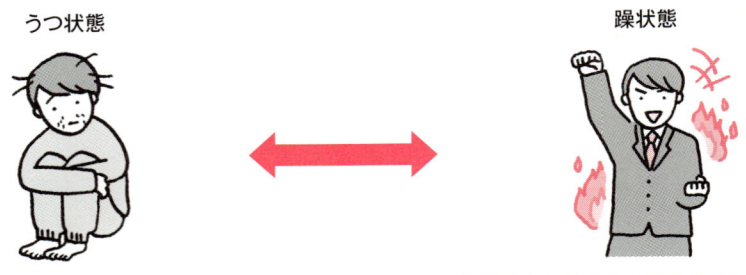

うつ状態

① ほぼ毎日、1日のほとんどが憂うつな気分になる
② すべて、またはほぼすべての活動に対する興味や楽しみが喪失する
③ 大幅に体重が減少または増加する、または食欲が減少したり増加したりする
④ ほとんど毎日眠れなかったり眠りすぎたりする
⑤ ほとんど毎日落ち着きがなかったり、考えや行動が遅くなったりする
⑥ ほとんど毎日疲労が強かったり、気力が減退したりする
⑦ ほとんど毎日自分の価値がなくなったように感じたり、自分を過剰に責めたりする
⑧ 集中力が低下したり優柔不断になったりする
⑨ 死んだほうが良いのではないかと考えたり、死ぬ計画を立てたりする

躁状態

① 過度な自尊心や自己誇大感を持つ
② 睡眠欲求が少なくなる
③ ふだんより口調が早くなったり、多弁で喋り続けたりする
④ 頭の中でいろいろな考えがせめぎ合う
⑤ ささいな刺激で気が散りやすく、注意がさまざまなものに向けられるようになる
⑥ 活力が増え、仕事や学校などで活発に活動する
⑦ 浪費や性的逸脱行動など、リスクを伴うような行動を起こす

図1 うつ状態と躁状態においてみられる症状

（文献5を参考に作成）

人もいます。躁状態の際には周囲の心配をよそに、本人の認識としては絶好調で「今が本来の自分」と感じていたりするため、制止が効きにくく治療につながりにくくなるケースがあります。

● うつ病エピソード

　うつ状態では、気分が落ち込み、物事に関心が持てずに自己評価が低くなったり、不眠や食欲不振となったり、活動性も低くなったりするなど、躁状態とは対極的な症状が認められます。双極症の経過のなかでは、躁状態よりもうつ状態で過ごす期間が長い人が多いといわれています。

● 混合状態と寛解状態

　躁状態もうつ状態も重症例では誇大妄想や罪業妄想といった精神病症状がみられたり、カタトニアといって昏迷状態に陥ったりすることもあります。

　また、躁状態とうつ状態のそれぞれの要素がどちらもみられる混合状態では、自殺リスクが高いことも知られているため、注意を要します。

　これらの気分エピソードの間に、躁状態もうつ状態も認めない時期を認めることが多く、これを寛解状態と呼んでいます。寛解状態では機能障害を認めないことも多いですが、この寛解状態を維持できるように再発・再燃予防のために適切な治療を継続する必要があります。

▶ 脳と身体に何が起こっている？

　双極症に関する研究は日進月歩で発展しているものの、直接的な原因や病態には不明な点が多いです。双極症は多くの精神疾患や身体疾患と同様、遺伝子と環境が相互に影響し合って発症につながっていると考えられています。双極症の生涯発症リスクは、第1度近親者において5～10%、一卵性双生児において40～70%程度と、遺伝子の影響はあると考えられますが、それだけで説明がつかない点においてはさまざまな環境因子が関与している可能性があります。

　大規模な遺伝子解析研究では、いくつかの遺伝子が双極症の発症リスクを少し上昇させるといわれており、そのなかには統合失調症のリスク遺伝子と一部重複するものがあることがわかっています。

　脳の中の病態としては、歴史的にセロトニン作動性神経伝達系、ノルアドレナリン作動性神経伝達系、ドパミン作動性神経伝達系などのモノアミン作動性神経伝達系の不均衡が生じていると考えられてきました。双極症の患者さんの死後の剖検では、脳組織に神経突起の消失が認められるなど、神経やシナプスの異常が病態に関与している可能性が指摘されていますが、残念ながらその直接的な原因や病態は明らかになっていません。

　そのほかにも、ミトコンドリア（酸素を用いてエネルギーの元を生み出す細胞小器官）の機能障害や小胞体ストレス（異常なタンパク質が細胞の小胞体という場所に蓄積すること）、

神経炎症（炎症という身体を外敵から守る仕組みが過剰に活性化して神経にダメージを与えること）、エピジェネティックな変化（遺伝子の修飾などによりタンパク質の発現が変わること）などが神経細胞のつながりを悪くしていたり、神経細胞が脱落したりすることにつながるのではないかと、さまざまな角度から研究が進んでいます。

　双極症の根底にある病態基盤が解明され、新しい薬の開発や患者さんの発症リスク、治療反応、予後などを予測・評価できるバイオマーカーが開発されることが待ち望まれています。

▶ どんな治療をする？

●双極症の薬物療法

　前述のとおり、双極症は再発頻度の高い疾患として知られています。そのため、治療として薬物療法を行うことが基本であり、双極症を発症した人は気分安定薬という薬を長期的に内服することになります。

1）気分安定薬

　気分安定薬には 20 世紀半ばに抗躁作用が発見された炭酸リチウムをはじめとして、抗てんかん薬としても使用されているバルプロ酸ナトリウム、カルバマゼピン、ラモトリギンといった薬剤があります。気分安定薬の種類は限られていますが、それぞれに特徴的な副作用や使用上の注意点があり、注意しながら薬物療法を行います。気分安定薬の内服によって重篤な副作用が出現することもあるため、定期的に採血にて血中濃度を測定しながら慎重に処方量を調整します。

2）抗精神病薬

　抗精神病薬というカテゴリーの薬も病状を改善することが知られており、アリピプラゾールやクエチアピンフマル酸塩、オランザピン、ルラシドン塩酸塩といった薬がよく使用されます。副作用や血中濃度測定など煩わしいことが多く、患者さんが負担に感じることもありますが、躁状態やうつ状態の改善、再発・再燃予防のために長く服用する大切な薬なので、それぞれの特性をきちんと説明し服薬が継続できるようにサポートします。

3）抗うつ薬

　抗うつ薬の使用に関しては、躁転などのリスクもあるため基本的に避けることが望ましいですが、不安症などを合併している際に慎重に併用を検討することもあります。

4）周産期における留意点

　炭酸リチウムやバルプロ酸ナトリウムなどは催奇形性などのリスクがあるため、妊娠を予定している際には催奇形性の少ないラモトリギンや抗精神病薬への置換を検討することもあります。ただし、妊娠中や出産後は双極症の病状が悪化するリスクもあるため、患者さんや家族と治療計画について十分に共有したうえで、治療を選択していく必要があります。

表1　心理教育のミニマム・エッセンス

1）規則正しい生活習慣の維持
2）病状悪化につながる要因の把握
3）悪影響を与える問題への対応
4）新たな再発の兆候把握と予防策の策定・実践
5）疾患への誤解やスティグマの解消
6）効果的な薬物療法の実現
7）物質乱用や不安への対応

（文献6より転載）

●服薬アドヒアランスの向上

1）心理教育

　双極症の患者さんはそもそもの病状による影響や、寛解期に問題がないことなども相まって服薬が乱れることがあるため、服薬アドヒアランスが向上するような丁寧な説明が望まれます。治療の根本は薬物療法ですが、長期的な寛解状態の維持には疾病教育をはじめとした心理社会的治療も重要です。心理教育を行った患者さんは、心理教育を行わなかった患者さんと比べて約2倍、服薬アドヒアランスが良かったとの報告もあります[4]。心理教育として、筆者は日常診療場面において負担が少なく比較的簡便に行えるため、心理教育のミニマム・エッセンス（表1）[6] について患者さんや家族に伝えることが多いですが、専門的に集団心理療法や認知行動療法、家族療法、対人関係・社会リズム療法（対人関係をはじめとした1日のイベントや生活リズム、そのときの気分などを記録して社会リズムを規則正しくするとともに、現在抱えている対人関係に焦点を当てて対人関係におけるストレス軽減と生活上の適応を向上させることを目指す方法）などを行うことも提唱されています。

2）病状の波の理解

　これらの心理教育などを通して患者さんには睡眠 - 覚醒リズム記録表やライフチャートなどを記録してもらい、そのなかで自身の生活リズムや気分の波を認識できるよう促していきます。躁状態のときの自分が本来の自分だと認識している人もいるため、客観的にどのような気分の波があり、どのような病状悪化のサインがあるかを共有していくことが重要です。「気分としては少し低めだけど、省エネで頑張りすぎずに安定している」ような状態を目安に維持できるとよいかもしれません。また、病状悪化時に自身のことを客観視できなくなったり、服薬や通院が乱れたりすることもあるため、家族など周囲の支援者とも協力することが大切です。支援者にも疾病について説明し、病状悪化時の対応方法を一緒に検討するなどして、安定した生活が送れるように援助を行います。

双極症の徴候に支援者が気づくための \アセスメントのポイント/

　双極症を特徴づける躁状態については、本人のなかで問題となっていない場合に躁病エピソードが見逃されて、そもそもの診断に時間がかかったり、病状悪化のサインが見逃されたりする可能性があります。そのため、治療にあたっては周囲の支援者の協力や情報共有が大変重要となります。表情や声色がいつもより明るい、話すスピードが速い、睡眠時間が短くなっている、外出頻度や距離、買い物などの浪費が増えているなどの躁状態のサインが認められた場合には受診を促したいところです。うつ状態についてはうつ病と同様に悲観的で活気が乏しかったり、食事量が減ったり睡眠がとれなかったりするといった症状がみられることも多いでしょう。

　心理教育にて睡眠 - 覚醒リズムを記録する場合などには、支援者も本来の患者さんのリズムを共有して、どのようなときに生活リズムが乱れやすいのか、悪化時のサインや対応について考えておくことが大切です。

治療につなげる には どう伝える？

　ここでは躁状態への対応の例を提示します。家族から躁転を指摘されるも本人は聞く耳を持たず受診を拒否するため、信頼している心理職から受診を促す場面です。うつ状態への対応についてはうつ病の項（第 1 章 **3** p.33）を参照ください。

　双極症の患者さんが躁状態にあるとき、病識がなければそもそも本人からの相談がないことも多いです。下記のように不調のサインがみられた際には病識を獲得するステップとなりうるため、ぜひ受診や治療につなげられるように、見逃さないようにしましょう。

　本人より家族や職場の人が先に相談に来ることも考えられます。その際の状況にもよりますが、双極症の可能性が考えられた場合は、近くの医療機関や、保健所・精神保健福祉センターなど公的な機関での相談を促すとよいと思います。保健師による訪問相談が行われることもありますし、興奮が著しいなどの緊急事態には警察へ相談する場合もあるかと思います。家族などに対して被害的であったり易怒性が亢進していたり興奮していたりするような場合は、人を変えて説得するなどの工夫が役に立つかもしれません。病状が悪化したなかでも、昔からの友人や信頼している人など、少し距離感のある人の促しが効果的なこともあります。双極症による病状が問題となった場合は病状が安定すれば改善する余地もあるため、早め早めの相談が肝要です。

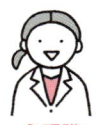
心理職

こんにちは。最近調子はいかがですか？

調子は良いですよ、見てのとおりですね。逆にあなたはどうですか？ははは。そういえば、この時計を見てくださいよ。なかなか良いでしょう？ この間、買ったんですよ。このお菓子もあげますよ。おいしいですよ。一流のパティシエが監修してるんですって。私も目利きですからね、良いものはすぐにわかりますから。はっはっはっは。

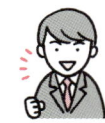
患者さん

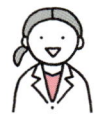

なんだか調子が良さそうですけど、いつもより口調が速くて少し気分が上がり気味じゃないですか？

さすが、わかる人だ。調子は良いんですよ、平均よりちょっと上くらいですかね。最近は春めいてきましたしね。毎年冬にうつの波が来て、春に上がってきますから。みんな春は気分が良いでしょう。はっはっは。

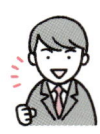

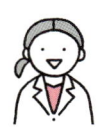

春は気分が良いものですもんね。でも、やっぱりいつもより上がり気味に見えますよ？ 以前はお薬を飲んでいると言っていましたけど、飲み忘れたりはしていませんか？

ちょっと気分高めですか。そうですか、そうですか。それはそうですかね。自分の身体は自分でよくわかっていますから。薬はちょっとだけですね。ほーんのちょっと忘れることもありますよ。ほとんど飲んでいますので、ご心配なく。

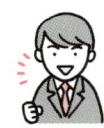

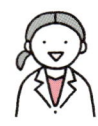

お薬は気分の波を抑えるのに大切でしょうから、忘れないように気をつけてくださいね！ また何かあったら心配ですから。次の受診はいつですか？ ちゃんと行ってくださいね、約束ですよ。

あなたにはお世話になりましたからね。よくわかっていますよ。受診は今度の金曜日、ちゃんと行きますよ。私は約束を守る人間ですから。

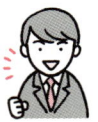

疾患の理解につながる 本・映画

- 双極性障害（躁うつ病）とつきあうために（日本うつ病学会双極性障害委員会、2018 年公開）https://www.secretariat.ne.jp/jsmd/gakkai/shiryo/data/bd_kaisetsu_20180727.pdf.
- マンボウ恐妻記（北 杜夫、新潮文庫、2004 年刊行、224p）
- 世界にひとつのプレイブック（デヴィッド・O・ラッセル監督、アメリカ、2012 年公開）
- 心のままに（マイク・フィギス監督、アメリカ、1993 年公開）
- モダン・ラブ、シーズン 1 第 3 話「ありのままの私を受け入れて」（ジョン・カーニー監督ほか、アメリカ、2019 年公開）

引用・参考文献

1) Merikangas, KR. et al. Prevalence and correlates of bipolar spectrum disorder in the world mental health survey initiative. Arch Gen Psychiatry. 68 (3), 2011, 241-51.
2) Ishikawa, H. et al. Prevalence, treatment, and the correlates of common mental disorders in the mid 2010's in Japan：The results of the world mental health Japan 2nd survey. J Affect Disord. 241, 2018, 554-62.
3) Sadock, BJ. et al. Kaplan and Sadock's Synopsis of Psychiatry. Philadelphia, LWW, 2014, 1472p.
4) MacDonald, L. et al. Improving medication adherence in bipolar disorder：A systematic review and meta-analysis of 30 years of intervention trials. J Affect Disord. 194, 2016, 202-21.
5) American Psychiatric Association. Diagnostic and Statistical Manual of Mental Disorders, Fifth Edition, Text Revision（DSM-5-TR®）. Washington DC, American Psychiatric Association Publishing, 2022, 1120p.
6) 日本うつ病学会. "CQ5-2 通常臨床で実施可能であり、患者が日常生活で実践可能な、エビデンスに基づいた有用な心理教育や精神療法に共通のミニマム・エッセンスはなにか". 日本うつ病学会診療ガイドライン 双極性障害（双極症）2023. 2023. https://www.secretariat.ne.jp/jsmd/iinkai/katsudou/data/guideline_sokyoku2023.pdf（2024.7.27 閲覧）

（久良木 聡太）

⑤ 不安症

🔍 不安症とは

　不安や恐怖という感情は、誰しもが感じうるもので、頭痛や動悸、胸部絞扼感などの自律神経に関連する症状をしばしば伴います。この不安や恐怖が病的な水準に達し、一定期間（多くが6カ月）以上、さまざまな場面で生活に支障をきたす際に、不安症と診断されます。代表的な不安症としては社交不安症、パニック症、広場恐怖症、全般性不安症などが知られています。

　薬物療法としてはベンゾジアゼピン系の抗不安薬が広く使われてきましたが、SSRIやSNRIなどの抗うつ薬も効果が認められ、現在では標準治療として使用されています。また、認知行動療法などの心理療法が薬物療法と並んで効果的であり、心理療法は不安症の治療には欠かせないものといえるでしょう。

✔最新エビデンス

　不安症は精神疾患のなかでもうつ病とともに最も頻度が高い疾病の1つです。生涯有病率は12.9%という調査結果があり、女性のほうが頻度は高いとされています（女性：18.2%、男性：10.1%）[1]。2019年の障害調整生存年（Disability-Adjusted Life Year；DALY）という、早死や障害により失われた健康的な生活の年数を算出する指標を用いた報告では、不安症は世界の10〜24歳の若年者において6番目に生活に支障をきたしている疾患とされています[2]。その有病率の高さから未治療のままに経過をみている人もいると考えられますが、例えば社交不安症は特別な治療を受けない場合、約60%の人が数年以上、症状が良くなったり悪くなったりしながら続くとされています[3]。薬物療法または心理療法を受けた不安症の患者さんの45〜65%が治療に反応するといわれており、生活への支障を認める人には早めの受診を促すとよいでしょう[4]。

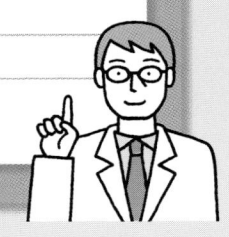

▶ 不安症ってどういう疾患？

　不安や恐怖というものは危険や脅威に対処するための警告信号であり、本来、誰しもが感じてしかるべき感情です。危険や脅威に直面した状況では、生体は「闘争か逃走か（fight or flight）」の選択のために自律神経を活発化させる必要があります。その際、不安などの感情があることで危険な状況を回避することができることからも、不安や恐怖は、本来は生存のために適応的に働くと考えられます。

　しかし、不安症の患者さんではこれらの不安や恐怖という感情が、通常の水準を超えていたり、著明な自律神経に関連する症状を呈したりすることがあります。

　不安症という名前は疾患群を示すものであり、DSM-5-TR™ においては表 1[3] に示すような疾患が定義されています。ここではこの中の代表的な不安症について解説します。

● 社交不安症

　他者からの注目を浴びるような場面で、著しい恐怖や不安を感じる疾患です。例えば、雑談などの社交的なやり取りをするとき、人前での食事、何かの発表を人前で行うときなどに不安を過剰に感じます。これらの振る舞いをする際に恥をかくことを恐れ、その社会的状況を回避する様子もみられます。

　米国における発症年齢の中央値は 13 歳で、75％の人が 8～15 歳で発症するとされています[3]。

● パニック症

　突然、予期せずに激しい恐怖や強い不快感、自律神経に関連する症状が現れるパニック発作が繰り返される疾患で、以下のような症状が認められます。くつろいでいるときや眠っているときにも、突然にパニック発作が生じることがあります。このようなパニック発作により、「また発作が起きたらどうしよう」と予期不安を抱えたり、慣れない状況を避けたりするなどの症状がみられたりします。

- ◆ 動悸
- ◆ 発汗
- ◆ 身震い
- ◆ 息切れ
- ◆ 窒息感
- ◆ 胸痛
- ◆ 吐き気
- ◆ 目まい
- ◆ 寒気・熱感
- ◆ 異常感覚
- ◆ 現実感消失
- ◆ 抑止力を失うことへの恐怖
- ◆ 死ぬことに対する恐怖

表 1 DSM-5-TR™ における不安症群

● 分離不安症	● 社交不安症	● 全般不安症
● 場面緘黙	● パニック症	● 物質・医薬品誘発性不安症
● 限局性恐怖症	● 広場恐怖症	● その他

（文献 3 を参考に作成）

　米国における発症年齢の中央値は 20〜24 歳であり、45 歳以上で発症する頻度は低いとされています[3]。

　甲状腺機能亢進症や褐色細胞腫、てんかんなど、ほかの身体疾患においてパニック様の症状がみられることもあるため、診断に際してはこれらの身体疾患も鑑別されます。未治療の場合、通常は増悪と寛解を示しながら慢性に経過し、人によっては何年もの寛解期を経て症状が再発することがあります。

●広場恐怖症

　さまざまな状況に暴露されることや、その状況が予期されるときに著明な不安や恐怖を覚える疾患です。診断基準は以下に示すような 5 つの状況のうち、2 つ以上の状況で症状が出現することとされており、病名から推測される広場に対する恐怖だけではないことに注意します。パニック様の症状やパニック発作が出現することも多く、そもそもその状況にならないようにする回避行動もみられます。

◆公共交通機関の利用（例：自動車、バス、列車、船、飛行機）

◆広い場所にいること（例：駐車場、市場、橋）

◆囲まれた場所にいること（例：店、劇場、映画館）

◆列に並ぶまたは群衆の中にいること

◆家の外に 1 人でいること

　広場恐怖症の発症は平均が 17 歳で、3 分の 2 以上が 35 歳前に初発するとされていますが、40 歳以降に第二の発症危険期があるともいわれています[3]。

●全般不安症

　多数の出来事や活動についての過剰な不安や心配が持続する疾患で、例えば仕事の責任や自分や家族の健康、家計、子どもの安全などについて過剰に心配する様子などがみられます。家の用事が無事に終わるか、約束に遅れないかなどのささいな日常生活における状況について毎日心配する人もいます。また、これらの不安や心配により、以下のような症状も伴います。筋肉の緊張や震え、発汗や吐き気・下痢といった身体症状を伴うことはありますが、パニック症などと比較すると過剰な自律神経に関連する症状（頻脈、息切れ、目まいなど）は目立たないことが多いといわれています。また、ストレスに関連した過敏性腸症候群や頭痛などを伴うことも多いとされています。

◆落ち着きのなさ、緊張感、神経の高ぶり

◆易疲労性

◆集中困難

◆易怒性

◆筋肉の緊張

◆睡眠障害

　発症年齢の中央値は 30 歳ですが、ほかの不安症と比較して発症年齢は高い傾向にあり、

この2週間、次のような問題にどのくらい頻繁に悩まされていますか？	全くない	数日	半分以上	ほとんど毎日
（1）緊張感、不安感または神経過敏を感じる	☐	☐	☐	☐
（2）心配することを止められない、または心配をコントロールできない	☐	☐	☐	☐
（3）いろいろなことを心配しすぎる	☐	☐	☐	☐
（4）くつろぐことが難しい	☐	☐	☐	☐
（5）じっとしていることができないほど落ち着かない	☐	☐	☐	☐
（6）いらいらしがちであり、怒りっぽい	☐	☐	☐	☐
（7）何か恐ろしいことがおこるのではないかと恐れを感じる	☐	☐	☐	☐

図1 GAD-7 (Generalized Anxiety Disorder-7) 日本語版 (2018)

（文献5より転載）

発症年齢の幅も広いとされています[3]。全般性不安症に対しては GAD-7 という自己記入式の質問票があります（図1）[5]。7つのそれぞれの質問に関して「全くない（0点）」から「ほとんど毎日（3点）」をチェックしてもらい、合計します。10点を超えると全般性不安障害のリスクが高いことが知られています。

▶ 脳と身体に何が起こっている？

　不安症においてはその不安や恐怖とともに自律神経が刺激され、種々の症状が出現します。例えば、心拍数が上昇することによる動悸、筋肉の緊張や震え、下痢、呼吸促迫・過呼吸といった症状が出現します。特にパニック症の患者さんにおいては交感神経の緊張が強く、上記のような症状が突然に生じることがあります。

　脳内では神経伝達物質がその病態に関わっている可能性が示唆されており、ノルアドレナリンやセロトニン、γ-アミノ酪酸（gamma-aminobutyric acid；GABA）といったものが不安と関連していると推測されています。不安症の患者さんにおいてはノルアドレナリンの調節が不安定で突発的な神経活動を示すという説があります。動物実験においては、このノルアドレナリン作動性の神経が集まっている青斑核に対して刺激を加えると、恐怖反応を示すことが知られています。また、不安症の薬物療法として SSRI などセロトニン作動性の抗うつ薬や、GABA 活性を増強するベンゾジアゼピン系の薬剤が効果的であることから、これらの神経伝達物質が不安と関連していることも予想されています。パニック症の患者さんにおいて血中セロトニンが低値であるという報告もあり、現在もこれらの神経伝達物質と不安症の病態に関する研究が続けられています。

▶ どんな治療をする？

● 薬物療法

不安症の薬物療法として多く用いられるものは、SSRI あるいは SNRI という抗うつ薬と、ベンゾジアゼピン系薬剤という抗不安薬です。

1）ベンゾジアゼピン系薬剤

ベンゾジアゼピン系薬剤は不安や不眠に対して速やかな効果が実感できメリットも多い薬ではありますが、依存や離脱症状などの問題から使用に際してはできるだけ短期間にとどめ、漫然と処方が続かないよう気をつける必要があります。

2）SSRI、SNRI

『社交不安症の診療ガイドライン』でも、SSRI などの抗うつ薬による治療が推奨されています [6]。保険適用という点からはパロキセチン塩酸塩水和物やセルトラリン塩酸塩、エスシタロプラムシュウ酸塩といった SSRI が選択されやすいですが、ベンラファキシン塩酸塩などの SNRI も効果が知られています。現時点で SNRI は不安症への保険適用はありませんが、うつ病を併発している際などはうつ病に対して保険適用となるため両方の効果を期待して使用されることがあります。

● 認知行動療法

認知行動療法などの心理療法はその効果について薬物療法と同等にエビデンスがあるとされており、積極的に行われるべき治療法です。さまざまな不安を抱えている患者さんの訴えや困りごとを丹念に聴取し、良好な治療者 - 患者関係を築き、治療プランや治療目標を設定します。疾患教育を行いながら、実際にどのような場面でどういった思考や感情がわき上がってくるか、どういう身体的な反応が生じているか、それに対してどのような行動を起こしているかなどを症例ごとに確認して、その症状の経過のなかでみられる身体症状や自動思考、回避行動による悪循環などに対して介入を試みます。

例えば呼吸法などのリラクセーション法を習得して不安発作時に呼吸のコントロールをしやすくする、パニック発作に対する「死の恐怖」や「心臓発作ではないか」といった思考に対してその状況へのイメージを少しずつ修正する、回避行動がみられる際には回避をしなくても不安が次第に軽減することを学習するなどが挙げられます。

不安症 の徴候に支援者が気づくための ＼ アセスメント の ポイント ／

　不安症の患者さんは日常生活でもつらさを感じていることが多く、さまざまな場面で相談されることがあると思います。一方で、元来、内気でなかなか言い出せずに悩んでいる人も多く、不安症の徴候がみられた際には時間をとって相談に乗るとよいかもしれません。社交不安症の人であれば、会社でのプレゼンテーションの際の不安や緊張を訴えたり、パニック症の人であれば突然の発作に周囲が心配したりすることもあるでしょう。不安が不安を呼んだり、回避行動が誤った認知を強固にしたりすることにつながります。個々の不安の対象は異なるかもしれませんが、日常生活・社会生活での困りごとを一つひとつ聞いて、不安の根底が強そうであれば受診につなげるとよいかもしれません。

治療につなげる には　どう伝える？

　不安や恐怖が強い人は、不安定な環境で、より不安を強固にすることもあります。支援者としてはしっかり時間をとって、できるだけ余裕を持ったうえで相談に乗るとよいでしょう。不安の症状を受け入れ、スモールステップで少しずつ回復に向かえるように支援していくことが重要です。

　社交不安症の症状に悩む人の例を以下に示します。

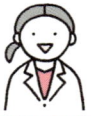

産業保健師

こんにちは。どうされましたか？

最近、仕事が嫌で。今年からいろいろな仕事を任されるようになって、何かと頑張らないといけないんですけど……。

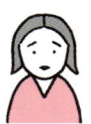

相談者

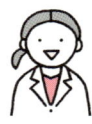

そうなんですね。責任が大きくなると、いろいろ負担も増えますよね。どんなお仕事がつらいんですか？

仕事量が多くなっているのも大変ですけど、一番は人前で発表することですね。昔から苦手で……。最近は緊張で声がうまく出せないんですよ。この間は無理を言って同僚に交代してもらいました。

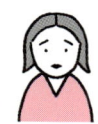

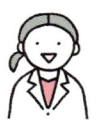

人前での発表は緊張しますよね。不安や緊張が強くてお仕事に支障が出ているんですね。そういう人も多くいらっしゃいますけど、なかには病院で治療をして症状が楽になる人もいますよ。よろしければ一度受診をしてみてはいかがですか？

そうなんですね。昔から上がり性なんですが、今回ばかりは困っているので、ちょっと相談してみようかな……。

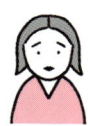

 疾患の理解につながる **本・映画**

■パニック障害（パニック症）の認知行動療法マニュアル（関 陽一・清水栄二、厚生労働省、2016 年公開）
https://www.mhlw.go.jp/file/06-Seisakujouhou-12200000-Shakaiengokyokushougaihoke
nfukushibu/0000113842.pdf
→治療者用ですが、後半に患者さん向けマニュアルがあります。
■神経症の時代：わが内なる森田正馬（渡辺利夫、文藝春秋、2016 年刊行、284p）
■アナライズ・ミー（ハロルド・ライミス監督、アメリカ、1999 年公開）

引用・参考文献

1) Steel, Z. et al. The global prevalence of common mental disorders：a systematic review and meta-analysis 1980-2013. Int J Epidemiol. 43（2）, 2014, 476-93.
2) GBD 2019 Diseases. et al. Global burden of 369 diseases and injuries in 204 countries and territories, 1990-2019：a systematic analysis for the Global Burden of Disease Study 2019. Lancet. 396（10258）, 2020, 1204-22.
3) American Psychiatric Association. DSM-5-TR™ 精神疾患の診断・統計マニュアル. 日本精神神経学会監修. 髙橋三郎ほか監訳. 東京, 医学書院, 2023, 1024p.
4) Szuhany, KL. et al. Anxiety Disorders：A Review. JAMA. 328（24）, 2022, 2431-45.
5) 村松公美子. Patient Health Questionnaire（PHQ-9, PHQ-15）日本語版および Generalized Anxiety Disorder-7 日本語版 -up to date-. 新潟青陵大学大学院臨床心理学研究. 7, 2014, 35-9.
6) 日本不安症学会／日本神経精神薬理学会. 社交不安症の診療ガイドライン. 2021. https://www.jsnp-org.jp/csrinfo/img/sad_guideline.pdf（2024.8.11 閲覧）

（久良木 聡太）

6 てんかん

🔍 てんかんとは

　てんかんは、脳で異常な電気活動（てんかん放電）が突発的に広がることで、全身のけいれんや四肢のぴくつき、意識レベルの低下などの、さまざまなタイプのてんかん発作が引き起こされる慢性的な疾患です。患者さんの割合は 1,000 人に 5〜8 人程度（日本全体で 60〜100 万人）と、決してまれな病気ではありません。治療としては薬物療法と生活指導が基本ですが、外科手術などが有効なこともあります。また、てんかんでは抑うつや不安などの精神症状を合併しやすいことが知られており、心理社会的な支援を行うためには、てんかん発作にとどまらない疾患への理解が重要です。

✔ 最新エビデンス

　てんかんは、てんかん放電（原因）がてんかん発作（結果）を引き起こす、という大まかな病態メカニズムが特定されているぶんだけ、精神疾患と比較すると疾患の概念や治療方針などに関して十分なコンセンサスが確立しているように見えるかもしれません。しかし実際には、国際抗てんかん連盟[1] では現在も最適な診断分類が模索され、治療法についても新規抗てんかん薬やカンナビノイド（大麻抽出成分）などが難治性てんかんに対する新たな選択肢として期待されているなど、より良い治療を目指して現在も活発な議論や研究が行われています。

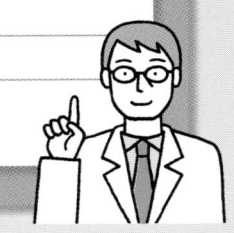

▶ てんかんってどういう疾患？

●症　状

　てんかんは、脳でてんかん放電が突発的に広がることで、さまざまなタイプのてんかん発作が引き起こされる慢性的な疾患です。また、てんかん発作だけでなく、抑うつや不安などの精神症状やいろいろな程度の認知機能障害などの、生活上の困難を合併しやすいことも知られています。

●有病率

　決してまれな病気ではない（1,000人に5〜8人程度）ことに加えて、乳幼児よりも80歳以上の高齢者で有病率が高いことから、超高齢社会のわが国では将来的な患者数の増加が予想されています。

●患者さんごとに多様な対応が求められる

　てんかんは"てんかん"という言葉でひとくくりにできない非常に多彩な疾患でもあります。てんかんの原因や、てんかん発作のタイプ、好発年齢などの特徴は、さまざまなてんかんの種類によって異なりますし、これらの種類によっててんかん発作のコントロールのしやすさも異なります。さらに、てんかん発作が生活に及ぼす影響や、抗てんかん薬の副作用、てんかんに関連する精神症状などの、てんかん発作以外の問題も患者さんによってさまざまなので、てんかんについて考える際には疾患についての知識に加えて、てんかん発作に限定されない幅広い視点で患者さん一人ひとりを理解しようとすることがとても重要です。

●てんかんの種類とてんかん発作のタイプ

　てんかん発作には全身のけいれん（強直間代発作）だけでなく、ぼーっとして反応が悪くなる（意識減損発作）、手足が強直して動かせなくなる（強直発作）、跳ねるような瞬間的な四肢のぴくつき（ミオクロニー発作）などのパターンがあり、ひと目見ただけではてんかん発作だとわからないようなものも含まれます。てんかんの種類によって起こしやすいてんかん発作は異なりますが、患者さんによって基本的に同じようなタイプの症状を繰り返すことが特徴です。また、特定の種類のてんかんではてんかん発作を起こしやすくする条件（例えば、若年ミオクロニーてんかん - 覚醒後、ドラベ〔Dravet〕症候群 - 入浴中・入浴後など）がありますが、睡眠不足や過剰な飲酒などの精神的・身体的ストレスが発作のコントロールを悪くする点は、おおむねどのてんかんにも共通しています。

●診断時の注意点

　てんかんの診断では、少しでも早くてんかん発作を消失させるために積極性が求められる一方で、てんかんが慢性疾患であり、その診断が運転免許の取り消しなど患者さんの生活全般に大きな制限を加えることから、てんかん以外の疾患をてんかんと誤診しないために細心の注意を払うことも必要です。

　診断までの基本的な流れは、病歴の聴取とさまざまな検査（血液検査、脳波検査、画像検査など）→鑑別疾患の除外→診断、と進んでいきます。病歴の聴取では、発作エピソードの

表1　てんかんの代表的な鑑別疾患

神経疾患	● 脳血管疾患（脳出血、一過性脳虚血発作など） ● 一過性全健忘 ● 中枢神経感染症（脳炎など）
循環器疾患	● 神経調節性失神 ● 起立性低血圧 ● 不整脈 ● 頸動脈洞症候群
代謝・内分泌疾患	● 低血糖症 ● 電解質異常（低ナトリウム、高カルシウムなど） ● 尿毒症
精神疾患	● 解離性障害 ● 心因性非てんかん性発作
中毒・離脱症状	● アルコール ● 薬剤（ベンゾジアゼピン系、バルビツレート系など） ● 違法薬物（覚醒剤、コカインなど）

詳細（頻度、状況、持続時間、発作中や発作前後の様子など）や、てんかんの家族歴、熱性けいれんの既往などから、発作エピソードの"てんかん発作らしさ"が推測されます。発作エピソードからてんかん発作の可能性が高く、臨床検査の結果が矛盾しない場合（血液検査や頭部画像検査でてんかん以外の疾患が疑われない、脳波で発作エピソードに矛盾しないてんかん放電を認めるなど）には、慎重にてんかんとして診断されます。ただし、てんかんとしての治療が開始されてからも、発作エピソードにてんかん以外のさまざまな疾患が関与している可能性を常に考え続ける必要があります（表1）。

▷ 脳と身体に何が起こっている？

● てんかん発作の原因

　ヒトの脳が正常に機能するためには、脳内の無数の神経細胞同士を結ぶネットワークの間で、電気活動によるコミュニケーションが適切に行われることが重要です。てんかんでは、この電気活動が過剰に興奮することでてんかん発作が引き起こされますが、その原因は脳の構造異常や頭部外傷などの画像検査で特定できるマクロな要因から、神経細胞の分子レベルの異常などの臨床レベルでは特定できないミクロな要因に至るまで多岐にわたります。

　また、遺伝がてんかん発作の原因に関与する種類のてんかんもありますが、その頻度としては遺伝形式がはっきりしないものと比較してごくまれです。

● 焦点起始発作と全般起始発作

　てんかん発作の原因となるてんかん放電のパターンによって、てんかん発作の症状や治療方針も異なります。てんかん発作は、特定の脳領域に広がるてんかん放電が症状に直接的に

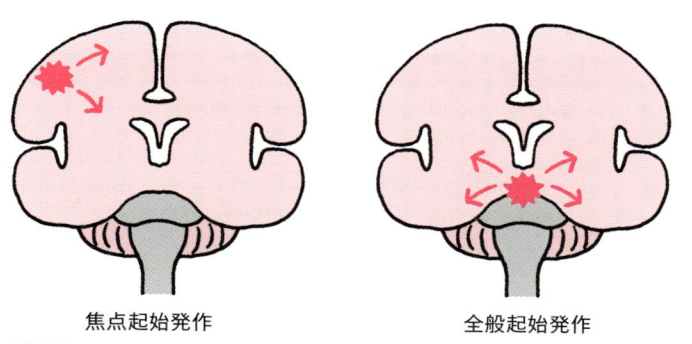

焦点起始発作　　　　　　　　全般起始発作

図1　てんかん放電の進展パターンによる分類

関連する発作（焦点起始発作）と、脳全体に同時に広がるてんかん放電が症状を引き起こす発作（全般起始発作）とに大きく分類されます（図1）。

　焦点起始発作と全般起始発作とでは、有効な抗てんかん薬が異なるだけでなく、外科治療が適応されるかどうかにも影響を与える場合があることから、両者を区別することは非常に重要です。

　また、脳波などの検査だけでなく、実際のてんかん発作の様子からてんかん放電が広がる領域をある程度推測できることもあります（例えば、脳の運動を担当する領域 - 激しく手足を動かすような症状、嗅覚を担当する領域 - 存在しないはずのにおいを感じるなど）。ただし、てんかん放電が発生する領域と、そのてんかん放電が症状を引き起こす領域が必ずしも一致しないこともあります。そのため、外科手術などで治療領域を正確に決定する必要がある場合には、頭部画像や脳波に加えて、てんかん発作とてんかん放電の関係性を明らかにすることができる長時間ビデオ脳波モニタリングや、脳機能に関する画像検査（SPECT〔Single Photon Emission Computed Tomography〕、FDG-PET〔Fluorodeoxyglucose-Positron Emission Tomography〕など）を組み合わせて多角的にてんかんの原因となる領域について検討します。

▶ どんな治療をする？

●薬物療法

　てんかんの治療では、規則正しい睡眠やストレス管理などの生活指導に加えて、多くの場合で抗てんかん薬による薬物療法が行われます。さまざまな種類の抗てんかん薬のなかから、極力少ない種類・量の内服で完全にてんかん発作を消失させることを目標に、それぞれのてんかんに適したものが選択されます。基本的に初回のてんかん発作だけでは薬物療法は開始されませんが、脳波で明らかにてんかんを疑う所見がある場合やリスク（高齢、てんかんの家族歴など）が高い場合には最初から抗てんかん薬を使用することもあります。てんかんの

表2 てんかん診療で利用可能な公的サービスの例

制度	助成内容
自立支援医療制度 （精神通院医療）	てんかんに関連する外来医療費や薬代の自己負担が1割に軽減される（年収の条件あり）
高額療養費制度	外来医療費1カ月分の自己負担が一定額を超えた場合に健康保険の加入先から超過分が払い戻される（年齢・所得の条件あり）
精神障害者保健福祉手帳	てんかんの病状に応じて税制上の優遇措置や公共交通機関の割引、障害者雇用などの支援を受けることができる
障害基礎年金	てんかんの病状に応じて一定額の年金が日本年金機構から支給される（所得・国民年金保険料納付の条件あり）

治療に対する反応はほかの疾患と比較しても決して悪くなく、約7割の患者さんが薬物療法だけで発作を抑制することが可能で、薬物療法そのものを終了できる場合もあります。

●外科的療法

　一方で、特定の種類のてんかん（内側側頭葉てんかんや、明らかに原因となる病変があるてんかんなど）や、2種類以上の抗てんかん薬を使用してもてんかん発作が続く難治例では、外科手術や迷走神経刺激療法も検討されます。特に外科手術はてんかん支援拠点病院などの専門医療機関の受診が必要ですが、てんかんの種類や介入のタイミングによっては薬物療法よりも有効な場合があります。

●利用できる公的サービス

　また、これらのてんかんの治療では、さまざまな公的サービスを利用することができます（表2）。てんかんの治療は長期間続くことも多く、患者さんの心理面だけでなく家計面にも負担がかかることから、患者さんが安心して治療を継続するためには、支援者から積極的に公的サービスの情報を説明することが大切です。

てんかんの徴候に支援者が気づくための ＼アセスメントのポイント／

　強直間代発作のような明らかなてんかん発作に実際に遭遇した際には、支援者は何より"慌てない"ことが大切です（図2）。大きなてんかん発作の多くは3分以内に終息するので、周囲の安全を確保して発作を起こしている人を見守るようにします。持続時間が長かったり、てんかん発作を繰り返す場合には救急要請を検討するべきですが、溺れたり、けがをする危険がなければ、無理に薬を内服してもらう必要もありません。落ち着いて対応できるようであれば、発作の詳細（持続時間、身体の左右で動きに違いがあるか、開眼しているかなど）を後で医療機関と共有して診断や治療に役立てられるように、発作の様子をスマートフォンなどで録画して

おくことも有用です。意識減損発作を疑うような反応の悪さに遭遇した場合には、声かけなどで軽く刺激しておき、反応が回復した後に刺激されたことを思い出せるかを尋ねると、そのときの意識障害の有無と程度を推測することができます。

---

①本人の安全確保のため、周りの危険物を遠ざけて見守る

大きなけいれん発作が起こった場合、まずは本人の安全を確保する。心に余裕があれば発作の様子を動画で記録しておくと、診断で役立つ可能性がある。

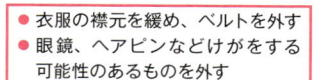

- 衣服の襟元を緩め、ベルトを外す
- 眼鏡、ヘアピンなどけがをする可能性のあるものを外す

- 火、水、高い場所、機械のそばなど、危険な物・場所の近くから遠ざける
- 本人がけがをしないように気を配る（頭の下にクッションを入れるなど）

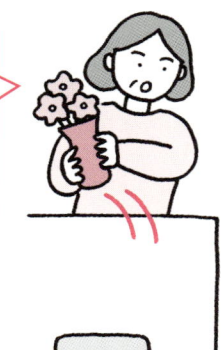

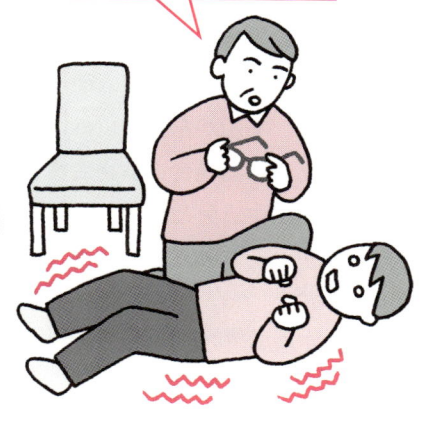

②3分以上のてんかん発作が続くなら救急要請を検討する

特に初めてのけいれんや、身体に異常が明らかな場合（口唇のチアノーゼなど）、いつもより長引くてんかん発作の場合にはためらわずに救急要請を行う。すでにてんかんと診断されている場合には、日ごろから主治医に救急車を呼ぶべきポイントを確認しておく。

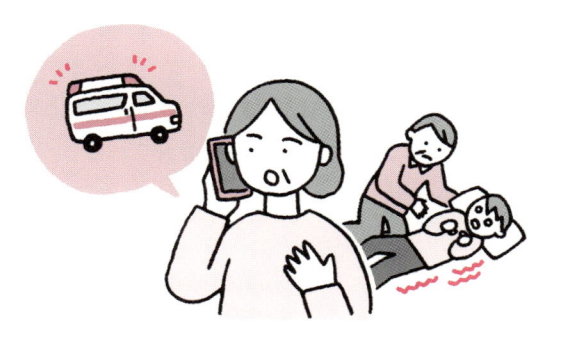

図2 てんかん発作が起こった場合の対応

治療につなげるには どう伝える？

　相談に来た人にてんかん発作を疑う症状があれば、まずは医療機関（小児科・神経内科・脳神経外科・精神科）への受診を勧めることになります。また、高齢者や小児のように、本人がてんかん発作を認識することが難しい場合には、身近な家族などから相談を受けることもあるかもしれませんが、本人不在の場合でも同様に医療機関への相談を勧めます。相談を受けた際には、「同じようなタイプの症状を何度も繰り返しているかどうか」に注意しておくと、より"てんかんらしさ"に気づくことができるかもしれません。ただし、これまで述べたようにてんかんは非常に多彩で診断自体が難しい疾患ですので、相談を受けた時点で迷わずに受診を勧めてもよいでしょう。

　一方で、すでに治療を受けている患者さんから、治療方針について相談を受けることもあります。具体的には、成人後に小児科から他科への移行（トランジション）を希望する場合や、てんかん発作以外に合併する精神症状への治療を希望する場合、妊娠や出産を考えている場合、薬物治療ではなく外科治療を希望する場合などが考えられます。これらは主治医との相談で解決しそうな問題ではありますが、てんかんを複数の専門科がそれぞれ独立して診療している事情から、実際にはなかなか一筋縄ではいきません。こういった場合には、各県のてんかん支援拠点病院や、てんかん専門医が診療する医療機関[2]への相談が役立つかもしれません。

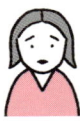
相談者

高齢の母の認知症が悪化しているのか、突然ぼーっとして反応がなくなることが増えました。何を話しかけても反応しないし……。認知症っていろいろな症状があるんですね。

確かに認知症にもいろいろな症状がありますよね。ちなみに、反応が悪くなる症状はどれくらい続きますか？

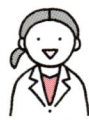
心理職

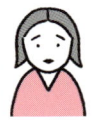

だいたい2〜3分くらいです。

反応が悪くなる前後に、ほかに気になることはありませんか？

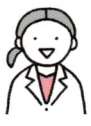

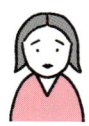

> そういえば、反応が悪くなる少し前に、いつも決まって口をもぐもぐ動かすような気がします。

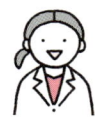

高齢の方では、意識が一時的に悪くなるてんかん発作が認知症と誤診されやすいという話を聞いたことがあります。毎回同じようなパターンで意識が悪くなる、というのもてんかんに似ているような気がします。認知症と違って、てんかんの場合は薬ですっきり良くなるみたいですし、一度てんかんを診療しているお医者さんに相談してみるといいかもしれませんよ。

Column

てんかんと運転免許

　日本には、てんかんと診断された人の自動車運転に関する一定の法規制が存在します。自由な運転が保障されることは患者さんの治療動機としばしば関連することから、支援者は特に運転が可能になる下記の条件を熟知しておく必要があります。

①治療を受けなくとも5年間てんかん発作が起きていない場合（この場合のみ第二種免許や大型免許も検討可能）

②2年間てんかん発作が起こっておらず、医師が運転許可に関する診断を行う場合

③1年間の経過観察後に、医師が「てんかん発作が運転に支障をきたす意識障害や運動障害を伴わない」と診断する場合

④2年間の経過観察後に、医師が「てんかん発作が睡眠中に限定される」と診断する場合

　②〜④については、患者さんが適切な治療を受けた場合にてんかん発作が悪化しないと予測できることが前提です。また、万が一てんかん発作の再発のために運転免許が取り消しになってしまった場合でも、取り消しから3年以内であれば学科試験と技能試験は免除されることになっています[3]。

　歴史上でもさまざまな人物がてんかんを患っていたことが知られています。特に 19 世紀後半のロシア小説を代表する文豪であるドストエフスキーは、自らのてんかん発作の体験をしばしば作品に登場させていますが、なかでも「カラマーゾフの兄弟」ではストーリー上の重要な鍵としててんかんが登場します。

■ カラマーゾフの兄弟（上）（中）（下）（ドストエフスキー、原 卓也訳、新潮文庫、1978 年刊行、672p〔上〕・615p〔中〕・680p〔下〕）

引用・参考文献

1) International League Against Epilepsy. https://www.ilae.org/ （2024.5.31 閲覧）
2) 日本てんかん学会. 日本てんかん学会専門医一覧. https://jes-jp.org/senmon/senmon-list.html （2024.5.31 閲覧）
3) 警察庁. 運転免許の拒否等を受けることとなる一定の病気等について. https://www.npa.go.jp/policies/application/license_renewal/list2.html （2024.6.26 閲覧）
4) 兼本浩祐. てんかん学ハンドブック. 第 3 版. 東京, 医学書院, 2012, 368p.
5) 「てんかん診療ガイドライン」作成委員会編. てんかん診療ガイドライン 2018. 日本神経学会監修. 東京, 医学書院, 2018, 240p.
6) 日本てんかん学会編. てんかん専門医ガイドブック：てんかんにかかわる医師のための基本知識. 改訂第 2 版. 東京, 診断と治療社, 2020, 468p.

（三笘 良）

7 発達障害

🔍 発達障害とは

　発達障害とは「生来的な何らかの脳機能障害により、発達の一部が遅延しており（発達に凹凸がある）、一般的に低年齢のころから日常生活や社会生活で支障をきたすもの」と考えられています。発達障害者支援法において定められた法的用語であり、『DSM-5-TR™ 精神疾患の診断・統計マニュアル』[1, 2] においては「神経発達症」と記載されています。両者はまったく一緒というわけではなく、神経発達症には知的障害の概念も含まれています。明らかな原因はわかっていませんが、保護者の育て方や本人の努力不足に起因するものではないことは知られています。近年（2000 年前後）、わが国では児童精神科以外の、一般の精神科医の一部が成人期に初めて受診する発達障害の人たちの存在に気づき、積極的に診断され始めています（いわゆる大人の発達障害）[3]。

✔ 最新エビデンス

● 罹患率

　「発達障害は 10 人に 1 人の健康問題である」と 2020 年度の日本学術会議臨床医学委員会出生・発達分科会の審議結果の提言に記載されており、とても身近な問題であることが示されています。

● 早期治療／回復のアウトカム

　自閉スペクトラム症（Autism Spectrum Disorder ; ASD）児は早期に療育を受ければ対人的相互交流の能力が伸び、その後の社会的予後を大きく変えうることが知られています。また、療育による本人への直接的な効果ばかりではなく、養育機能として重要である「保護者が子どもの波長に合わせて対応する力」も向上することが明らかになりました[4]。

　成人期に発達障害の診断がついたケースでの大規模な予後調査はまだ行われていませんが、不適応や精神症状の背景には発達障害が隠れている可能性を念頭にアプローチをし、特性を考慮した支援により有益な治療を行うことができると考えられます。

▶ 発達障害ってどういう疾患？

「発達障害とは発達に凹凸があること」という言葉を耳にすることがあります。これは、生来的に脳内で起こっている何らかの要因により、知覚・認知・情動・注意・運動などの領域で発達に個人差が出てくること、その偏りが大きいことを指しています。生来的な発達の凹凸に環境要因が加わり、幼少期から家庭生活（食事、睡眠、着替え、入浴など）、社会生活（園、学校、習い事、就労など）に支障をきたすことが知られています。

基本的には幼少期から何らかの支障がみられますが、特性に理解があったり許容的であったりする環境では、幼少期には困難が目立たない場合もあります。また、特性はストレスや不安などの状況下で目立つことが多く、進学や就職、結婚などの大きな環境変化を契機に目立つようになり、生活上の困難をきたし、病院受診に至るケースもみられます。まだ病因は特定されていませんが、保護者の育て方や本人の努力不足に起因するものではないと考えられています。早期から本人の特性に合った療育や環境調整などの支援・介入をすることで、予後が改善することが知られています。

発達障害には、ASD、注意欠如・多動症（Attention-Deficit／Hyperactivity Disorder；ADHD）、限局性学習症（Specific Learning Disorder；SLD）、発達性協調運動障害（Developmental Coordination Disorder；DCD）、チック症群などが含まれます（図 1）[5]。

ASD の有病率は約 2％と非常に高く、軽度の症状を持っている人を含めると全人口の 5〜10％と、極めて多くの人がその徴候を有しているといわれています [1]。ADHD は日本において 3〜7％前後の有病率で報告されているものが多いです。SLD の有病率は学齢期の 3〜5％と推定されていますが、見過ごされているケースやほかの疾患と誤診されているケース

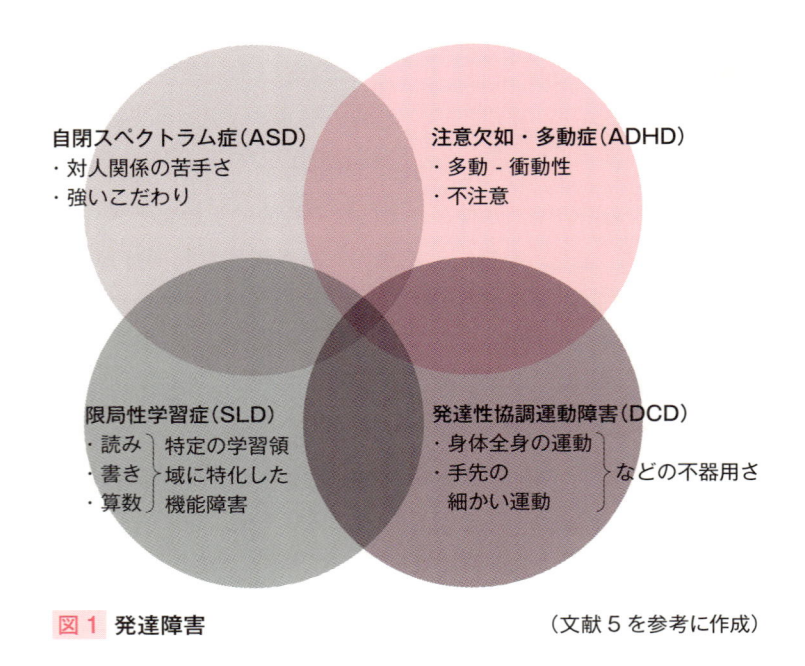

図 1　発達障害　　　　　　　　　　　　　（文献 5 を参考に作成）

も少なくありません [6]。DCD の有病率は 5~6%とされています [7]。

　いずれか 1 つのタイプを有するのではなく、複数のタイプの発達障害を併せ持つことが多く、日本で 2020 年に報告された調査では、5 歳児において ASD は 3.22%に認められ、そのうち 50.6%に ADHD の併存が認められており、発達障害のなかで併存診断の例が多くあることが示されています [8]。

●ASD

　ASD の特徴としては「対人関係の苦手さ、強いこだわり」が知られています。

　「対人関係の苦手さ」の背景には、イマジネーションが苦手なため相手の意図や空気を読めない、抽象的なやり取りや雑談など明らかな目的のないやり取りが苦手、双方向よりも一方的なやり取りになりやすい、人よりも物に興味・関心が向きやすいといった特性が関与しています。一人遊びを好む、集団活動の苦手さ、暗黙の了解がわからない、指示が伝わらない、対人距離感がわからない、一方的に話してしまう、場にそぐわない発言や行動をしてしまう、冗談がわからない、本音と建て前がわからない、などがみられます。大人では、仕事場面において「報連相」の苦手さ、先延ばしにしてしまって問題が大きくなってしまう、仕事を断れない・処理しきれない、段取りを組めない、"これぐらいわかるだろう（曖昧）"の通じなさ、ちょっとした思い込みや勘違いからの周囲との齟齬、などがみられます。

　「強いこだわり」は、興味・関心の偏り、好きなことへの過集中、切り替えの困難、頑固さ（ルール厳守、意見を変えられない、ペースを崩せない、臨機応変に対応できない）としてみられることもあります。初めての人や場所、活動に取り組むことも苦手です。大人では、仕事場面において自分独自のやり方にこだわる様子や、融通が利かずに臨機応変に仕事をこなすことが困難となることがみられます。「べきである」との考えを変えられずに疲弊するケースもあります。また、息抜きの趣味に没頭し、生活リズムを保つことが難しいこともあります。

　また、特性の濃さにより症状の出方が異なるという認識も大切です。例えば、「場の空気や相手の意図など、目に見えないことを直感的に把握することが苦手」「自分が他者からどのように見えているかを想像することが苦手」という ASD 特性が両方とも濃い場合は、空気を読めない言動に周囲が困っていても、本人は気にしていない場合があります。一方、いずれの特性も薄く有している場合には過剰に人目が気になり、過剰適応からの疲弊が目立ち、行き渋りや抑うつにつながる場合もあります。

　そのほか、感覚過敏や感覚鈍麻も日常生活に大きな影響を与えます。

●ADHD

　ADHD は多動 - 衝動性、不注意、あるいは両方の症状がみられます。子どもでは不注意症状として、うっかりミス、提出物を出せない、忘れ物が多い、課題をやり遂げられないなどがあります。多動 - 衝動性としては、じっと座れない、順番を待てない、相手の話を遮ってしまう、ちょっかいを出してトラブルになるといったことがあります。大人では不注意症

として、ケアレスミス、勘違い、早合点、紛失、提出期限を守れない、時間管理の苦手さや段取りを実行することの困難さなどがあります。多動 - 衝動性としては、会議などで席を立つ、貧乏ゆすり、順番を待つことを避ける、思ったことを口走ってしまうなどがみられます。多動 - 衝動性は年齢とともに自然軽快傾向を示すことが知られています。

●ASD ＋ ADHD

ASD と ADHD の両方の特性を有する場合は、こだわり・完璧主義（ASD 要素）と注意転導・大ざっぱ（ADHD 要素）といった特性から「好きなことでもこだわり切れない、集中し切れない」「真面目にしているつもりでもどこか抜けてしまう」など、相反する特性による葛藤が生じやすいです。

●SLD

SLD の特徴は、読み・書き・算数といった特定の学習領域に特化した機能障害を有することです。1 つではなく、複数の領域の困難さを持つこともしばしばみられます。

●DCD

DCD はいわゆる不器用（ぎこちない、不正確、時間がかかるなど）といわれる状態です。手先～身体全体の運動に至るまで、さまざまな形で不器用さが現れます。手作業・運筆・運動の苦手さ、姿勢保持の困難などがみられます。家庭生活（食事、着替えなど）や学校生活（書字、板書、体育など）といった多くの場面で困難を生じます。

Column

発達障害は個性？ 障害？

発達障害は個性か障害かという議論がなされることがあります。個性とは「ほかの人と違った、その人特有の性質・性格」といわれ、障害とは「日常生活または社会生活に相当な制限を受ける状態」といわれています。

ASD を例に考えてみましょう。「こだわりが強く、完璧主義である」ことは生来的な脳のタイプに由来する、その人の特性であり、個性といえます。その特性を生かした結果、興味・関心のある分野で研究者や博士として成功する人もいます（ASD の特性を個性として生かすことができた例）。一方、「こだわりが強く完璧主義であること」から行動や考えの切り替えができずに没頭して、昼夜逆転したり、するべきことができずに日常生活や社会生活に支障をきたしたりする場合には、ASD と診断され、何らかの支援や介入が必要となる場合もあります。

つまり、その特性があるが故に環境や社会とのミスマッチが起き、問題行動として日常生活や社会生活で支障をきたすと、個性→障害へと認識のされ方が

変わります。言い換えると、「ASD の特性を有している状態（個性）」から「ASD」と診断されるようになります。

　自分の特性について、良い面と悪い面への自己理解をしっかり行うこと、特性に合った（個性として発揮できる）環境選択を行うことが大切といえます。

▶ 脳と身体に何が起こっている？

●ASD

　ASD においては、機能的脳画像研究のメタ解析から、社会認知領域では内側前頭前野、右扁桃体、左紡錘状回、右島皮質前部、後部帯状回の活動低下が報告されています [9]。

●ADHD

　ADHD においては、神経化学的には前頭前野におけるドパミン、ノルアドレナリンを中心とするモノアミン系神経伝達物質の調節障害や不均衡が根底にあると考えられています。

　脳機能の問題としては、前頭前皮質 - 背側線条体の活性化低下と関連している実行機能障害（注意の持続や計画的な行動ができない、抑制できずに衝動的な行動をとる）や、眼窩前頭皮質 - 腹側線条体の活性化低下と関連している報酬系機能障害（すぐに報酬が得られないときに注意がそれる、報酬を待つことができずに代替行動を起こす）の、2 つの経路の機能障害から理解する Dual Pathway モデルが提唱されています。

　そのほか、時間処理機能障害（タイミングなどの時間の感覚の障害）やデフォルトモードネットワークの障害（安静時の脳の働きが低い）との関連性も示唆されています。

▶ どんな治療をする？

●発達障害の治療目標

　まず、発達障害の治療目標について述べます。「うつ病を治す」と聞くと、どのような状態を目指すのかイメージしやすいと思いますが、「発達障害を治す」と聞くと、何をどうするのか、治療目標は何であるのかイメージしにくいと思います。

　うつ病という「病気を治す」ことの治療目標は、うつ病によって「失われた機能を回復すること」です。例えば、うつ病によって気分が落ち込み、何をするにも意欲がわかず生活に支障を来す状態になった場合には、治療をすることにより以前（うつ病発症前）のように前向きに物事を考え、意欲的に生活を送ることができる状態になることが治療目標となります。

　発達障害という「障害を治す」となるとイメージがわきにくいと思います。発達障害とは記述したように、生まれ持った脳発達の偏り（特性）であり、生涯付き合っていくものです。

治療目標としては「発達障害（生まれながらに持った脳発達の偏り）をなくす」のではなく（そもそも、そのようなことは不可能）、「より良く機能させること」です。

　発達障害の治療目標を「障害をなくして普通を目指す」としてしまうと、うまくいかずに本人も周囲もつらい思いをするケースが多いです。生まれながらに持った特性を考慮したうえで、その人の考える・希望する生き方や過ごし方、自己実現に関して一緒に考え、治療目標を設定していきます[10]。

　幼少期〜小学校低学年ごろまでは本人よりも養育者の意志が治療目標に反映されがちですが、本人の特性と現在の発揮できる能力を加味したうえでハードル設定が高くなり過ぎないように治療目標を設定していきます。小学校高学年にもなると、本人の意志も積極的に反映したうえでの治療目標を設定していきます。

●発達障害の治療

　治療としては、①本人へのアプローチ、②環境調整、ペアレントトレーニング（子どもの場合）、③薬物療法があります。

1）本人へのアプローチ

　本人へのアプローチとしては、幼少期からの療育（自律スキル、ソーシャルスキルの獲得）、前思春期ごろからの心理教育（診断告知、自己理解の促し）があります。自律スキルとは「自分の得意なこと・苦手なことを理解し、できることを着実にこなすスキル」です。ソーシャルスキルとは「わからないことやできないことは人に聞いたり、手伝ってもらったり、自分にできるやり方で人に相談するスキル」と「社会のルールを順守するスキル」です[8]。これらのスキルを幼少期から学ぶことは、日常生活や社会生活を円滑に過ごすために重要となります。

　診断告知の目的やタイミング、方法などについては『自閉症・アスペルガー症候群「自分のこと」のおしえ方』（2011年、Gakken)[11] が大変参考になります。診断告知・自己理解の促しにより、自分の特性についての具体的な理解が得られることで、得意なこと・苦手なことへの気づきが生じ、日々の生活において無理をし過ぎないような環境設定や行動選択ができるようになります。それにより、生活上の支障を感じにくくなり、二次的な問題の予防となります。また、ASD特性を有する人は、「他者には自分とは違う考えや感情が生じている」と認識する能力（心の理論）が直感的に働かないことが知られています。そのため、第三者とともに出来事を振り返り、相手の反応や行動の意味を解説して理解してもらう必要があります。他者の思考や感情に焦点を当てた話を本人とするなかで、次第に相手の心や相手の立場を想像することへつなげることができます。これらの取り組みはメンタライゼーションの促しとして注目されています[12、13]。

2）環境調整、ペアレントトレーニング

　環境調整としては「いつ、どこで、誰と、何をするのかがすぐにわかる工夫」である構造化や、「本人がみんなと同じスタートラインに立てるための調整」である合理的配慮があり

ます。

　また、子どもの場合は養育者に特性に基づく適切な関わり方を伝えるペアレントトレーニングも重視されています。特性理解に基づく本人へのアプローチや構造化を行うための理論・実践方法として、TEACCH（Treatment and Education of Autistic and Related Communication Handicapped Children）、ABA（Applied Behavior Analysis）などが活用されています。本人と養育者の双方へのアプローチとしてはCARE（Child-Adult Relationship Enhancement）、PCIT（Parent-Child Interaction Therapy：親子相互交流療法）も有用であることが知られています。養育者や周囲の人間が適切に本人の特性を理解することで、本人への否定的な関わりから自己肯定感を高めるような関わり（beingを尊重すること）が可能となります。

3）薬物療法

　①本人へのアプローチや、②環境調整、ペアレントトレーニングを十分に行った後、必要時に薬物療法を検討します。薬物療法の目的は、❶症状を直接的に解決することと、❷本人の成長を促すことです。

　例えば❶の場合、不眠がみられており、原因として発達障害に伴う入眠困難が考えられるときにメラトニン製剤を服用して解決を図ります。❷の場合、不安や過敏性などにより日常生活や社会生活に支障をきたしているときに服薬すると、不安や過敏性が軽減し、適切な経験を積むことで本人の成長を促すことができます。

　薬物療法を開始する際には本人にもわかりやすい言葉で説明する必要があります。薬を処方されることで、子どもは「悪い自分を治さなければいけない」と考えてしまいがちです。そのような文脈になってしまうと本人の自己肯定感が脅かされてしまうため、本人の良い部分や健康的な部分をしっかりと強調しつつ、「生きづらさが解消されて過ごしやすくなるためのアイテム」としての薬があると紹介する必要があります。

　上記以外にも、実際の治療場面では、主な養育者（多くの場合は母親）を支援者が抱えることがとても重要です。発達特性を有する子どもを育てるということは、人知れぬ苦労や多くの不安を持ちながら何とか養育者なりに乗り越えてきた育児の歴史があるはずです。そのことを治療者側が想像し、敬意とねぎらいの気持ちを持つことや、診断を下されることで養育者が抱く、新たな不安や葛藤の気持ちに寄り添うことが大変重要です。そのような治療者としての心構えが、養育者との信頼関係の構築や、家庭内の良い循環を生むための土台づくりには不可欠であると考えられます。

●大人の発達障害におけるアプローチ

　成人期に初めて発達障害の診断がついた「大人の発達障害」の場合も、①本人へのアプローチ、②環境調整、③薬物療法を行います。診断を本人に伝えるときには、「少数派の脳のタイプであること」「発達特性により、生活のしにくさや二次的な問題が起きているが、情報受信・発信における多数派とのズレによるものであり、性格や努力不足が原因ではないこ

と」「どのように考え、過ごせばいいのか、コツがわかってきていること」を中心に話をします。また、これまでの生活上の困難において（いまひとつ、集団にフィットできなかった経験など）、発達特性由来と考えられるものがあればそのことを説明し、リフレーミングを促します。特性が長所として発揮されている部分も積極的に伝え、前向きに受け入れられるように努めます。

　環境調整では長期的に安定するための体制づくりを具体的に検討します。職場環境であれば、「いつ・どこで・誰に相談（確認）をするのか」「指示は具体的に出してもらう」「メールや文書で指示をもらう」「口頭指示の際にも必要時には録音をさせてもらう」「パニックになったときのクールダウンの場所の設定」「聴覚過敏があれば個別ブースや耳栓使用」などを検討します。また、過剰適応やキャパオーバーになりやすい方も多いため、「継続可能な頑張り方」の枠づくりも本人と一緒に行います。薬物療法では二次障害に応じた薬物選択のほか、ASD、ADHD に保険適用のある薬剤投与も適宜検討します。

発達障害の徴候に支援者が気づくための ＼アセスメントのポイント／

　ASD、ADHD、SLD、DCD の特徴が症状として出現していないかをしっかりと検討する必要があります。家庭生活や社会生活で困難が生じているときに、特性の眼鏡を通して問題を検討してみることが大切となります。表1 に例を挙げます。

表1 発達障害の特性を通してみた生活上の困難

	推測できる要因	特性の分類
授業中の離席がある	するべきことをつかめないから？	ASD 要素
	聴覚過敏があるから？	ASD 要素
	そわそわと落ち着けないから？	ADHD 要素
	学習の困難があるから？	SLD 要素
	姿勢の保持が困難だから？	DCD 要素

　また、いわゆる受動型タイプの ASD は問題行動としての症状化が少ないため、困り感や発達障害の徴候に気づかれにくい傾向があります。受動型 ASD の特徴としては、言語・非言語的な発信が苦手、セルフモニタリングが苦手（自己内部感覚が鈍感、自分の感情・意見・考えを把握しにくい、困り感の自覚に乏しい）、援助要請が苦手（相談ができない、助けを求められない）などがあります。その結果、拒否はなく集団生活に参加はできているが、いつの間にか心身ともに疲労が蓄積してしまい、行き渋りや抑うつあるいは身体症状がみられることがあります。問題行動として現れない場合でも、上記の特徴はないかを念頭に観察する必要があります。

Column

大人の発達障害

　大人の発達障害とは、大人になって発達障害を発症したという意味ではありません。「大人になって発達特性が顕在化した一群」のことを指しています。成人期まで発達特性が顕在化せずに過ごせた理由としては、以下が考えられます。

1）保護者や支援者が保護的で自然とカバーをしてもらえていた

2）環境が本人に合っていた、本人なりの問題対処能力で対応できる範囲内の環境であった（少人数、具体的指示がある、予想外が少なく見通しを持ちやすい、マニュアルがある、対人接触が少ない、感覚負荷が少ないなど）

　「就職」「昇進や配置換え」「転職」「結婚」「育児」「離婚」「支援者との離別」などの環境変化により、上記1）2）の均衡が崩れた結果、特性と環境との間にミスマッチが起こり、不適応や二次障害に至り、精神科受診をしてから発達障害と初めて診断されることがあります。

　上記1）2）のパターンは比較的特性が薄いほうが多いですが、下記3）のように特性が強い場合でも成人期に診断が付く場合があります。

3）特性を要因とした何かしらの不適応はすでに起きており、周りは困っていたが本人は気にしていなかった（特性が故に、他者から自分がどうみられるか気にならない、周囲がどのような迷惑を感じているのかつかめなかった）

　3）の場合、成長とともにメタ認知が進み、困りを実感するようになり精神科を自ら受診するケースや、第三者から精神科受診を強く促され、受診に至るケースとがあります。

治療につなげるには　どう伝える？

　ここでは子どもの相談に来た養育者への伝え方を記載します。まずは養育者が心配していることや不安に思っていることをしっかりと聞き取りながら、一番のニーズを確認します。また、現在の問題がどのような理由で起こっているのか、養育者なりの考えやストーリーを確認します。また、このような状況では子どものできていないこ

とに注目が集まりやすいため、相談を受けるなかで子どもの良いところや健康的なところを一緒に確認すること、子育てを頑張っている養育者へのねぎらいの言葉も必要となります。これらの過程で相談者との信頼関係を構築していきます。ここで生じた信頼関係は紹介先の医療機関への信頼感にも直接的に影響を与えるため、とても大切な作業となります（信頼できる人から紹介された人は信頼しやすいため）。信頼関係を築いたうえで「本人の何かが悪いから問題行動が起きている」という考えではなく、「本人と環境にミスマッチがあり、本人なりの対処行動をとっている」と捉えること、医師の役割はそのミスマッチを説明し、周囲が理解しやすくなる通訳者のような一面があることを伝えます。

最近、子どもが学校に行きたがらないんです。

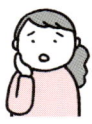
母親

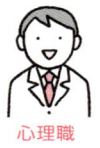
心理職
それは心配ですね。どのような経過でしょうか。

はっきりとした理由はわからないんです。育て方が悪かったのか……。

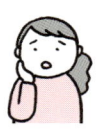

ご自身を責める気持ちも出てきてしまいますよね。そのようななか、しっかり相談をされて、お子さんを本当に大事に思っているのですね。

これからどう対応したらいいかわからないんです。

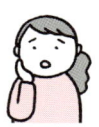

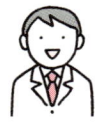
子どもがどのように感じて、体験して、表現をしているか専門の先生に聞くと、違った見え方や新しい対応法がみつかるかもしれないですね。

疾患の理解につながる 本・映画

- 自閉症・アスペルガー症候群「自分のこと」のおしえ方：診断説明・告知マニュアル（吉田友子、Gakken、2011年刊行、127p）
- 自閉スペクトラム症の理解と支援（DVD付き）（本田秀夫、星和書店、2017年刊行、248p）
- 教員・保護者のための発達障害の薬・治療・教育支援（原田剛志・三浦光哉、ジアース教育新社、2023年刊行、144p）

引用・参考文献

1) American Psychiatric Association. DSM-5-TR™ 精神疾患の診断・統計マニュアル. 日本精神神経学会監修. 髙橋三郎ほか監訳. 東京, 医学書院, 2023, 1024p.
2) American Psychiatric Association. Diagnostic and Statistical Manual of Mental Disorders, Fifth Edition, Text Revision（DSM-5-TR®）. Washington DC, American Psychiatric Association Publishing, 2022, 1120p.
3) 本田秀夫. 日常診療における成人発達障害の支援：10分間で何ができるか. 東京, 星和書店, 2020, 183p.
4) Tachibana, Y. et al. A systematic review and meta-analysis of comprehensive interventions for pre-school children with autism spectrum disorder（ASD）. PLoS One. 12（12）, 2017, e0186502.
5) 大塚製薬. 子どもの自閉スペクトラム症ABC〜特性を知って付き合っていこう〜. 2019. https://www.smilenavigator.jp/asd/download/pdf/ABC_20190419b.pdf（2024.5.14閲覧）
6) 一般社団法人日本LD学会編. LD・ADHD等関連用語集. 第4版. 東京, 日本文化科学社, 2017, 232p.
7) 厚生労働省. 厚生労働省令和4年度障害者総合福祉推進事業指定課題「協調運動の障害の早期の発見と適切な支援の普及のための調査」報告書. 2023. https://www.mhlw.go.jp/content/12200000/001113437.pdf（2024.5.14閲覧）
8) Saito, M. et al. Prevalence and cumulative incidence of autism spectrum disorders and the patterns of co-occurring neurodevelopmental disorders in a total population sample of 5-year-old children. Mol Autism. 11（1）, 2020, 35.
9) Di Martino, A. et al. Functional brain correlates of social and nonsocial processes in autism spectrum disorders：an activation likelihood estimation meta-analysis. Biol Psychiatry. 65（1）, 2009, 63-74.
10) 原田剛志ほか. 発障害の薬・治療・教育支援. 東京, ジアース教育新社, 2023, 15-6.
11) 吉田友子. 自閉症・アスペルガー症候群「自分のこと」のおしえ方：診断説明・告知マニュアル. 東京, Gakken, 2011, 127p.
12) ニック・ミッジリーほか. 子どものメンタライジング臨床入門：個人、家族、グループ、地域へのアプローチ. 西村馨ほか監訳. 東京, 誠信書房, 2022, 294p.
13) 池田暁史. メンタライゼーションを学ぼう：愛着外傷をのりこえるための臨床アプローチ. 東京, 日本評論社, 2021, 208p.

（黒田葉平）

8 統合失調症

🔍 統合失調症とは

　統合失調症は約 100 人に 1 人が罹患するといわれています。厚生労働省の 2020 年の調査[1] では骨折と同じくらいの患者数となっており、比較的よくみられる疾患です。思春期から 40 代くらいまでに発症することが多く、男女差はありません。知覚・感情・認知・思考・行動をまとめる＝「統合」する能力が、長期間にわたって低下する＝「失調」します。ざっくりと、「考えや感情がまとまらなくなる状態が続く」と考えてもらうとよいでしょう。そのため、幻覚や妄想、ひどくまとまりのない行動などの症状がみられます。幻覚・妄想のイメージが強いですが、意欲低下や認知機能障害が中心で、患者さんは仕事や対人関係、自己管理などにおいて、もともとできていたことができにくくなり、時に回復が難しいこともあります。一方で、薬や精神科リハビリテーションなどの治療法があり、治療をすればきちんと元の調子を取り戻せる疾患です。「わからないから怖い」ではなく、正しく症状や治療法について知ることで、患者さんの苦しみやつらさに寄り添い、支援を行えるようになりましょう。

✓ 最新エビデンス

　統合失調症は脳機能の障害であると考えられていますが、詳しい原因はよくわかっていません。統合失調症の場合、脳の中脳辺縁系における神経伝達物質であるドパミンの過活動がみられることが知られており、薬による治療目標はドパミンに関わるものがメインです。サイトカインやミクログリアなど、炎症反応や遺伝子の関連も示唆されています。ただ、一卵性双生児での発症一致率は 50％であり、遺伝だけで説明できる問題でもなさそうです。さまざまな研究により病気の原因が明らかになり、より良い治療につながることが期待されています。

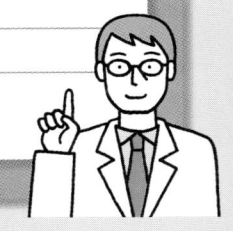

▶ 統合失調症ってどういう疾患?

　精神疾患やストレス関連疾患と聞いて皆さんが最初に思い浮かべるのは、「うつ病」と「幻覚・妄想」ではないでしょうか。「幻覚妄想状態＝統合失調症」と捉えられがちですが、精神科医は幻覚妄想状態と統合失調症を別の用語として区別しています。幻聴や幻視、妄想は統合失調症以外の疾患でもみられます。例えば、うつ病の人は自分が重大な罪を犯してしまったとの罪業妄想を持つことがありますし、認知症の人もそこにいない人が訪ねてきているといった幻視を見ることがあります。ここでは幻覚妄想状態をきたす代表的な疾患である統合失調症について絞って述べます。

▶ どんな症状が起こる?

　統合失調症は、陽性症状、陰性症状、認知機能障害が「慢性に」「進行する」疾患です。

● 陽性症状

　陽性症状は、ないものが出てくるイメージです。「テレビで自分のことが話されている」「ずっと監視されている」といった妄想、誰もいないのに自分の悪口が聞こえたりする幻聴やそこにないものが見えたりする幻視といった幻覚、考えが混乱しまとまりや一貫性がなくなったり（連合弛緩）、会話に脈絡がなくなり何を話しているかわからなくなったり（滅裂思考）する思考障害などが挙げられます。

● 陰性症状

　陰性症状は、すでにある（獲得している）ものが損なわれるイメージです。喜怒哀楽の表現が乏しくなり、他者の感情表現に共感しなくなったりする感情の平板化（感情鈍麻）や、会話で抽象的な表現が使えなかったりわからなくなったりするなど思考の貧困化が起こったり、意欲低下や行動の継続ができなくなったり、脳内での情報処理が混乱し、外界への反応が乏しくなり自閉や社会的ひきこもりになったりします。

● 認知機能障害

　認知機能障害は、その名のとおり周囲のことを認識する機能が損なわれます。記憶力が低下し物事を覚えるのに時間がかかるようになったり、注意力や集中力が低下して集中したり考えをまとめたりすることが難しくなったり、判断力が低下してやるべきことの優先順位をつけたり計画を立てることができなくなったりします。

●「幻覚・妄想状態＝統合失調症」ではない

　陽性症状が目立つ統合失調症ですが、さまざまな症状のうち患者さんの苦しみの大部分は、陰性症状だったり認知機能障害だったりします。なぜかわからないけれど、これまでできていたことができなくなり、社会生活がうまくいかない状態です。そのような患者さんの精神的な苦痛は計り知れません。

　Schizophrenia（統合失調症）の名付け親である精神科医のオイゲン・ブロイラーは統合

失調症の中核症状を4つのAで表現しました。連合弛緩（Association loosening）、感情の平板化（Affect disturbances）、両価性（Ambivalence、同一対象に憎しみと愛情など矛盾する感情を抱く）、自閉（Autism）です。幻覚妄想状態が含まれていない点は重要です。「この4徴がある＝統合失調症」というわけではありませんが、少なくとも「幻覚妄想状態＝統合失調症」ではないのです。

統合失調症の人は自殺に至るケースが多いことが知られています。ずっと耳元で聞こえる恐怖の声から逃れるためだったり、陰性症状や認知機能障害による生活機能障害を悲観してだったりなど、理由はさまざまです。統合失調症の人の20%に、少なくとも1回は自殺企図があり、さらに多くの人に自殺念慮があります。早期に気づき、治療につなげて生活しやすくすることが大切です。

▶ どんな経過をたどる？

統合失調症の経過には、前兆期・急性期・休息期（消耗期）・回復期があり、それぞれの経過でみられる症状が変わってきます（図1）[2]。不安や孤立、過労や不眠などのストレスは、症状が悪化したり再発したりするリスクになるため、注意が必要です。

●前兆期

前兆期では特に目立った症状はありません。でも、なんだかうまくいかない、イライラする、集中できないと感じます。この時点で診断には至りません。後から振り返ると、「そういえば……」というレベルです。

●急性期

急性期では、幻覚や妄想などの陽性症状が活発で、さまざまな体験をします。本人はおかしなことが起こっていると感じていますが、自分が病気であると思うことができず（病識の欠如。「なんだかおかしい」という病感はあることも多い）、周囲の人から見るとおかしな行動をしていたりします。周囲の出来事に過敏になり、すべてのことが不安で、強い緊張を感じます。

●休息期（消耗期）

休息期では、幻覚や妄想などは少なくなりますが、倦怠感・意欲低下などの陰性症状が目立つようになります。「早く社会復帰したい！ でもできない……」などと焦る気持ちもありますが、ゆっくりと休養をとりながら少しずつ回復していくことが重要です。

●回復期

回復期では、徐々に意欲も出てきます。急にいろいろなことをやり始めるのではなく、焦らず、ゆっくりと活動の範囲を増やしていくことが大切です。

●再燃・再発のリスク

休息期や回復期では急性期の症状はいったん落ち着きますが、大きなストレスがかかるこ

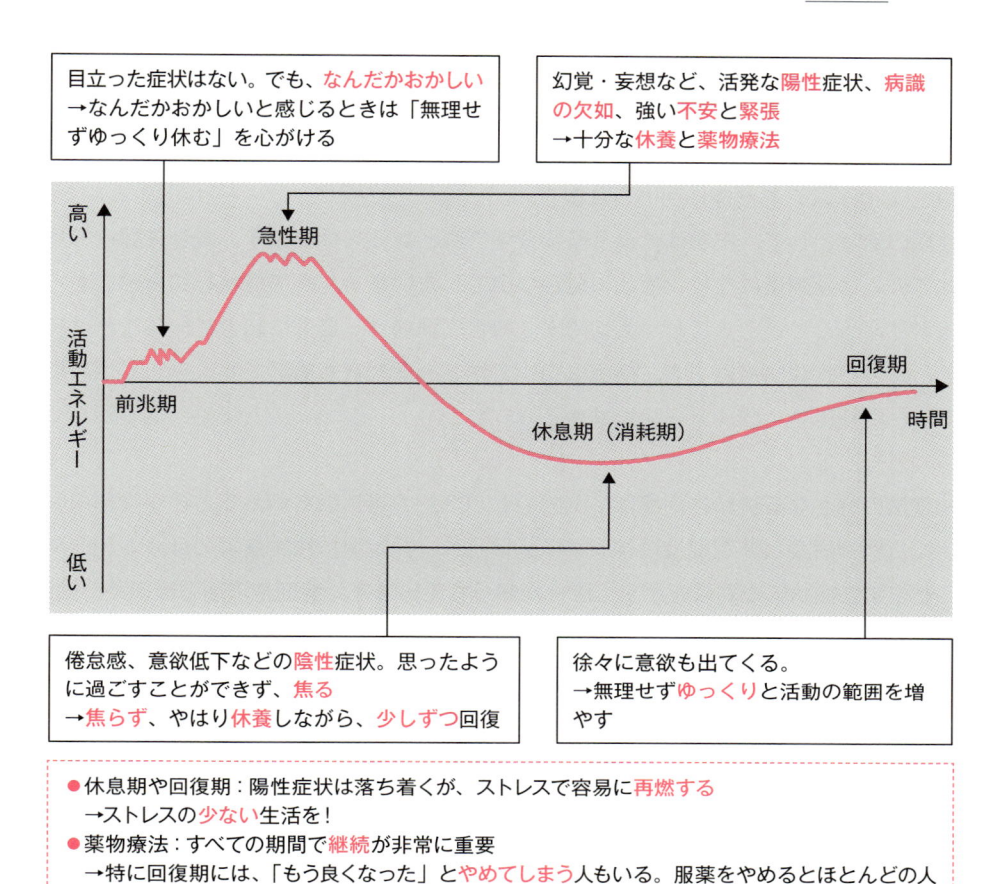

目立った症状はない。でも、なんだかおかしい
→なんだかおかしいと感じるときは「無理せずゆっくり休む」を心がける

幻覚・妄想など、活発な陽性症状、病識の欠如、強い不安と緊張
→十分な休養と薬物療法

倦怠感、意欲低下などの陰性症状。思ったように過ごすことができず、焦る
→焦らず、やはり休養しながら、少しずつ回復

徐々に意欲も出てくる。
→無理せずゆっくりと活動の範囲を増やす

- 休息期や回復期：陽性症状は落ち着くが、ストレスで容易に再燃する
  →ストレスの少ない生活を！
- 薬物療法：すべての期間で継続が非常に重要
  →特に回復期には、「もう良くなった」とやめてしまう人もいる。服薬をやめるとほとんどの人で症状が再燃する。再発すると薬が効きにくくなる、症状が進行する

図1　統合失調症の経過　　　　　　　　　　　　　　（文献2を参考に作成）

とで急性期の症状が再燃してしまいます。病気ではない人にとっても同じですが、ストレスが少ない生活を心がけることはとても大切です。

　統合失調症では薬物療法を行いますが、特に回復期では「もう良くなった！」と服薬をやめてしまう患者さんもいます。服薬をやめるとほとんどの患者さんは症状が再燃してしまうことが知られています。服薬を途中でやめた患者さんの再発リスクは、服薬を続けている患者さんの5倍程度であるともいわれています。再発を繰り返すたびに症状は進行し悪化します。また、薬も効きにくくなり、その後の回復を妨げます。症状を和らげ、調子を安定させ、そして再発を予防するために薬は欠かせないものであり、急性期から回復期まですべての期間においてとても重要です。

　発症早期からなるべく早く治療につながるほうが、回復が早く症状も軽いことが明らかになっています。気になる症状があれば、医療機関に相談するよう勧めましょう。

▷ どんな治療をする?

統合失調症の治療では、まずは休養、そして薬物療法と精神科リハビリテーションが中心となります。そのほかに修正型電気けいれん療法（modified Electroconvulsive Therapy；mECT）も治療に用いられます。

急性期の治療として、まずは休養と薬物療法で脳と身体を休めます。統合失調症の急性期はすべてのことが刺激になり、症状に結びついてしまいます。薬で症状を和らげながら、静かな環境でゆっくり過ごすことが大切です。統合失調症は「自分に起きていることは病気である」と感じられない疾患です。疾患について学ぶ心理教育も重要です。そして休息期や回復期では、精神科リハビリテーションも行います。

●薬物療法

薬物療法の軸となる抗精神病薬は、脳内のドパミンの過活動を抑えることが役割の中心です。定型抗精神病薬と非定型抗精神病薬に分けられ、非定型抗精神病薬のほうが副作用が少ないことや陰性症状にも効果を示す可能性が知られています。錠剤や液剤の経口薬、貼付剤、4週間ごとに注射を行う持効性注射剤などの剤形があり、抗精神病薬のほかに、気分安定薬や抗うつ薬、睡眠薬、抗不安薬なども用いられます。

●精神科リハビリテーション

精神科リハビリテーションでは、症状に伴う生きづらさを和らげ、安定した生活が送れることを目標にしています。デイケアや作業療法、社会生活技能訓練（SST）、心理教育などを行います。生活リズムを安定させ、さまざまな活動を通じて対人関係能力を改善させるなどして、日常生活機能の改善や社会参加を目指します。疾患について正しい知識を持っていることも重要で、病気への理解が深まることは、適切な通院や服薬、ストレス対処にもつながります。家族など周囲の人への心理教育も大切です。病気への理解や患者さんへの接し方、サポートの方法を学ぶことが、患者さんの回復を支えます。

●修正型電気けいれん療法（mECT）

修正型電気けいれん療法は、統合失調症に限らず幻覚妄想状態、自殺念慮が切迫している場合、重度の抑うつで食事摂取ができない場合などに用いられます。患者さんは眠った状態のままで、身体にけいれんは起きず、恐怖を感じることもありません（これらが「修正」された点です）。電気けいれん療法と聞くと恐ろしいイメージがあるかもしれませんが、薬物療法よりさらに死亡率が低く安全（もちろん薬物療法の死亡率もごくごくわずかであり安全です！）といわれるくらいに、実際には安心でかつ最も効果的な治療法です。

統合失調症の発症・再燃 の徴候に
支援者が気づくための ＼ アセスメント の ポイント ／

　統合失調症も、最初は「仕事がうまくいかない」「なんだか世界が変わったような気がする」「周囲からの視線を感じる」といった、ちょっとした違和感があるにすぎません。この時点では病院を受診することはないかもしれません。そんなときに、「なんだかきつそうだけど大丈夫？」「私はあなたのことを心配しているよ」とちょっとした声かけができて、「自分はあなたの味方です」と伝えられるとよいでしょう。そうすることで、実際に幻聴や妄想のような奇異な体験をし始めたときも、味方であるあなたになら伝えられると思ってもらえるのです。幻聴や妄想については、否定するでも肯定するでもなく、相づちを打つような感じで聞くとよいでしょう。「そんなことが起こっていたら、つらいよね」と相手に寄り添えるとよいと思います。

　また、統合失調症は再発を繰り返しやすい疾患です。同じ患者さんであれば、再発するときの症状は同じようなパターンが多いことが知られています。再発の徴候を知り、早めに見つけて対処することが大切です。よくある再発の徴候としては、眠れない、イライラしている、食欲が落ちる、そわそわしている、不安を訴える、焦りや不安の訴えが多くなる、ぼんやりしている、被害的になる、疑い深くなる、これまで以上に行動的になる、などが挙げられます。

　自分のことは誰でも見えにくいものですが、本人は再発の徴候に気づけないことも多々あります。周りの人が再発の徴候を気にして声をかけても、不調なときの患者さんは受け入れないこともあります。患者さんとサポートする人が一緒に、事前に再発の徴候について話し合っておくのもよいでしょう。

治療につなげる には　どう伝える？

　幻聴・妄想を疑う発言など、統合失調症の症状が疑われる人がいた場合、その症状を否定も肯定もせず、つらさに共感していくことがポイントです。そのうえで、「私＝Ｉ（アイ）」を主語にしたメッセージを伝えます（「アイメッセージ」といいます）。そして共感の姿勢をもちつつ、安全・安心につながる情報提供や、自身のサポートを申し出ましょう。以下に例を示します。

　Ａさんは最近仕事が手につかず、どこか緊張した様子で過ごしています。心配した友人のＢさんが声をかけます。

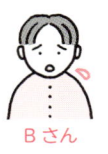
Bさん

最近ずっとしかめっ面でなんだか緊張しているようで、心配してたんだ。

※声をかけ、心配していることを伝える。

実は、最近、誰かにずっと見られているんだ。監視されているんじゃないかな。SNS でもみんなが僕の悪口を言うんだよ。街でもみんなが僕のことをちらちら見ているし。この前は新幹線で急に「おまえ汚いんだよ」って言われて。でも振り返っても誰もいなかったんだ。

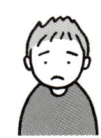
Aさん

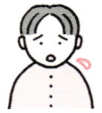

それは気になっちゃうね。でも、僕にはあなたがそんなに狙われるような人には思えないんだけど。

※幻聴・妄想を否定も肯定もせず、つらさに共感する。「私」を主語にしたメッセージ。

隣人は、僕のことを 24 時間盗聴しているんだ。盗聴器で僕の心拍数を測っているんだよ。何もやましいことはしていないんだけど、どうしていいかわからないよ。

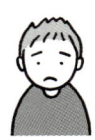

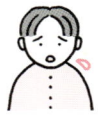

そうだねえ。そんなふうに感じていると、つらいよねえ。僕は心配だなあ。

※共感する。「私」を主語にしたメッセージ。

……。

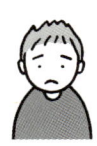

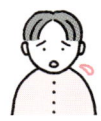

いろんな人から悪く言われる感じがする、っていう病気があるって聞いたことがあるんだけど、なんだか似たような感じがするな。もし、そうだとしたら、ちゃんと治療法があって、治療すると良くなるって聞いたけど。もしよかったら一緒に病院に行ってみる？

※安全・安心につながる情報提供をする。サポートを申し出る。

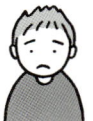

> ……。病気じゃなくて、実際に言われているんだけど……。でも、Bさんが言うならそうなのかなあ。病院に行ってみたほうがいいかなあ。1人だと怖いから、一緒に来てもらえるとうれしいな。

第1章

8 統合失調症

 疾患の理解につながる 本・映画

- ■ ビューティフル・マインド（ロン・ハワード監督、アメリカ、2001年公開）
- ■ シャイン（スコット・ヒックス監督、オーストラリア、1996年公開）

引用・参考文献

1) 厚生労働省. 令和2年（2020）患者調査（確定数）の概況. 2022. https://www.mhlw.go.jp/toukei/saikin/hw/kanja/20/dl/kanjya.pdf（2024.4.30閲覧）
2) 大塚製薬株式会社. 統合失調症とは. こころの健康情報局 すまいるナビゲーター. https://www.smilenavigator.jp/tougou/about/03.html（2024.7.27閲覧）

（松島敏夫）

9 不眠症

🔍 不眠症とは

　睡眠は心身ともに健康でいるために欠かせないもので、睡眠不足はさまざまな病気のリスクを高めます。健康な人でも生活習慣や環境により睡眠リズムは乱れてしまいますが、なかにはきちんと睡眠がとれる環境を整えてもうまく眠ることができずに日常生活に支障をきたす人もいます。このような場合、不眠症や、うつ病をはじめとした多くの精神疾患に伴って出現している可能性があります。よく眠れないという状況は多くの人にとって苦しいものであり、脳や身体が出している何らかの不調のサインかもしれません。不眠症の徴候に気づいたら、適切な睡眠衛生指導や治療につなげることが大切です。

✅ 最新エビデンス

　睡眠時間が極端に短いと、うつ病などの精神疾患のみならず高血圧や糖尿病などの生活習慣病、心疾患や脳血管疾患、認知症といった身体疾患の発症リスクが高まることが、近年の研究で明らかになってきています。厚生労働省が作成した「健康づくりのための睡眠ガイド 2023」では、成人は 1 日の睡眠時間を 6 時間以上確保できるように努めることが推奨されていますが、2019 年の国民健康・栄養調査結果においては、約 4 割の人が 1 日の平均睡眠時間が 6 時間未満であることが示されています[1]。多くの人が慢性的な不眠を抱えていると考えられ、かかりつけ医を受診した患者さんの最大 50％に不眠症がみられるともいわれています。不眠が慢性化する前に早期発見・早期治療を行うべきであり、4〜12 週間以内の介入が推奨されます[2]。治療は薬物療法が行われることが多いですが、睡眠衛生指導のようなアプローチも薬物療法と同様に有効で、長期的に効果が持続するといわれており、これらを組み合わせることが最も効果的だと考えられます[3]。

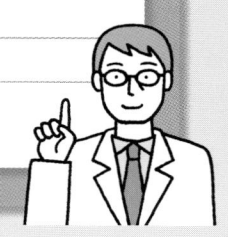

▶ 不眠症ってどういう疾患?

　不眠症とは、眠る機会や環境が整っているにもかかわらずうまく眠ることができずに日常生活に支障をきたしている状態で、その症状には寝付きの悪さや、夜中に目が覚めてしまう、朝早く目が覚めてしまうといったものがあります。また、よく眠れた・よく休めたという感覚が乏しくなり、日中に疲れや眠気が残り、頭が回らず、仕事や勉強などの効率が低下してしまいます。必要な睡眠時間には個人差があり、短い睡眠時間で足りる人もいれば、長く眠る必要がある人もいるため、「○時間寝たら大丈夫」というものではありません。それぞれのライフスタイルに照らして、日中の生活に影響が出ている場合や睡眠で休めた感覚が得られない場合などは不眠症となっている可能性が考えられます。

▶ 脳と身体に何が起こっている?

● 睡眠 - 覚醒リズム

　睡眠 - 覚醒リズムは、概日リズムという、生体が自然に持ち合わせた体内時計の周期に従って形成されるといわれています。この体内に備えられているリズムに従って、私たちの身体では朝に覚醒し夜に眠くなるというサイクルが生み出されていますが、概日リズムは約25時間で1サイクルとなり、24時間で訪れる昼夜の周期と少しずれていることが知られています[4]。私たちの身体は光刺激に応じて睡眠 - 覚醒リズムを同期させることでこのずれを調整していると考えられており、朝目覚めた際に日の光を浴びることが重要になります。また、時差ボケや交代制勤務など、概日リズムと睡眠 - 覚醒リズムがずれる環境では、多くの人が日中の眠気や不眠をはじめとした睡眠に関連する症状を経験することになります[5]。

● レム睡眠とノンレム睡眠

　また、睡眠にはレム睡眠とノンレム睡眠という2つの状態があり、レム睡眠では急速眼球運動といって目が素早く動く様子がみられ、ほとんどの人が鮮明な夢を見ているといわれています。ノンレム睡眠は4段階に分けられ、段階が進むにつれて睡眠のステージが深くなり、筋肉が弛緩し呼吸数や心拍数は減少し、体温も低くなります。このレム睡眠とノンレム睡眠は約90分の周期で交代することが知られており、うつ病などではレム睡眠の間隔が短くなるといった異常が認められます。また、加齢とともにレム睡眠とノンレム睡眠の割合が変化することもわかっており、高齢になるとノンレム睡眠のなかでも特に深い第3、4段階の深睡眠の時間が減少して睡眠の質が低下し、不眠に悩まされる人も多くなります（図1）[6]。

▶ どんな治療をする?

　治療としては、まずは表1や図2[1]のような睡眠・生活環境を整えることを試みながら患者さんの行動変容や認識の修正を行います。

　このような睡眠・生活環境を整えたうえで、なお不眠が続いている際には、薬物療法を行

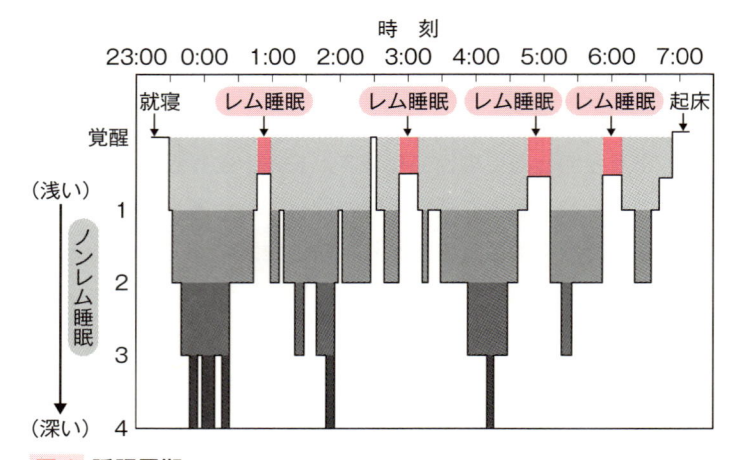

図1 睡眠周期

就床し、入眠後は浅いノンレム睡眠（段階1、2）から次第に、深いノンレム睡眠（段階3、4）となる。入眠してから最初のレム睡眠出現までの時間は、通常60〜120分程度で、その後、ノンレム睡眠とレム睡眠が約90分の周期で出現する。

（文献6より転載）

表1 睡眠・生活環境の整え方のチェックリスト

生活習慣	☐ 起床時に日の光を浴びる ☐ きちんと朝食をとる ☐ 日中に運動習慣をつくる ☐ 昼寝をしすぎない ☐ 入浴は就寝の約1〜2時間前にぬるめの湯で行う ☐ 就寝直前の夜食を控える ☐ 就寝前にリラックスできるようなことを行う（瞑想・静かなヨガ、音楽、アロマを焚くなど）
睡眠環境	☐ スマートフォンなどは寝室に持ち込まない ☐ できるだけ静かで暗い環境にする ☐ 暑すぎず寒すぎない温度にする ☐ リラックスできる寝衣・寝具で眠る ☐ 特に高齢者は、眠れない状態でベッドで過ごす時間を減らす（早くベッドに入って眠れないならむしろベッドから離れる、自分の睡眠リズムに合わせてベッドに入る時間と出る時間を決める　など）
嗜好品	☐ カフェイン摂取量は1日400mg以内に抑え、夕方以降は避ける ☐ 晩酌は控えめにし、寝酒はしない ☐ タバコをやめる

います。

　眠れない症状には、なかなか寝付けない「入眠困難」、途中で目が覚めてしまう「中途覚醒」、朝早く目が覚めてしまう「早朝覚醒」といった分類があります。これらの症状に合わせて、寝付きが悪い人には寝入りまでの時間を短くし、寝付きを良くするタイプの睡眠薬を、

全体の方向性 → 個人差を踏まえつつ、日常的に質・量ともに十分な睡眠を確保し、心身の健康を保持する

高齢者
- 長い床上時間が健康リスクとなるため、床上時間が8時間以上にならないことを目安に、必要な睡眠時間を確保する
- 食生活や運動などの生活習慣や寝室の睡眠環境などを見直して、睡眠休養感を高める
- 長い昼寝は夜間の良眠を妨げるため、日中は長時間の昼寝は避け、活動的に過ごす

成　人
- 適正な睡眠時間には個人差があるが、6時間以上を目安として必要な睡眠時間を確保する
- 食生活や運動などの生活習慣、寝室の睡眠環境などを見直して、睡眠休養感を高める
- 睡眠の不調・睡眠休養感の低下がある場合は、生活習慣などの改善を図ることが重要であるが、病気が潜んでいる可能性にも留意する

子ども
- 小学生は9～12時間、中学生・高校生は8～10時間を参考に睡眠時間を確保する
- 朝は太陽の光を浴びて、朝食をしっかりとり、日中は運動をして、夜更かしの習慣化を避ける

図2 年代別睡眠の推奨事項
生活習慣や環境要因などの影響により、身体の状況などの個人差が大きいことから、「高齢者」「成人」「子ども」について特定の年齢で区切ることは適当でなく、個人の状況に応じて取り組みを行うことが重要であると考えられる。

（文献1を参考に作成）

途中で起きてしまう人や朝早く目が覚めてしまう人にはもう少し長く効果が続く睡眠薬を処方します。

　以前はベンゾジアゼピン系薬剤が多く処方されていましたが、依存性や耐性、筋弛緩などの副作用が知られるようになり、特に依存リスクの高い人や高齢者などにおいては注意しながら使用されています。

　近年はメラトニン受容体作動薬やオレキシン受容体拮抗薬といった新しいタイプの薬も出てきており、依存性の低さなどが期待されています。不眠症に対する睡眠薬の処方は保険適用であり、比較的速やかな効果が期待できます。

　慢性化した不眠よりは早期介入のほうが治療効果が期待できるため、早めに受診し、睡眠衛生指導を継続し再燃予防に努めることが大切です。また、不眠症単体ではなく、うつ病をはじめとした各種の精神疾患の初期症状として不眠がみられることも多いため、それぞれの病気の治療を並行して行うことも多いです。

　睡眠時無呼吸症候群やむずむず脚症候群、概日リズム睡眠障害、過眠症などの睡眠障害が

第1章　9 不眠症

ある場合には、それぞれ検査や治療を行う必要があります。何か睡眠にまつわる問題を抱えている際には、抱え込まずに一度、専門医療機関へ相談してもらうことが大切です。

Column

その他の睡眠障害

　本項では、日常診療で多くみられる睡眠障害として不眠症を解説しましたが、そのほかにも睡眠に関連する症状を呈する疾患があることが知られています。下記に代表的なものを抜粋して紹介します。

●睡眠時無呼吸症候群

　その名のとおり、睡眠中の呼吸停止を特徴とする睡眠障害です。心臓や脳の疾患に伴う中枢性睡眠時無呼吸もありますが、頻度として高いものは閉塞性睡眠時無呼吸です。閉塞性睡眠時無呼吸では喉の奥の気道が閉塞することで呼吸が止まります。睡眠中の大きないびきと、そのいびきが突然止まる様子を見て周囲から気づかれることもあります。睡眠が深くなると筋緊張が低下して舌が落ち込むことで気道が閉塞し呼吸が止まり、呼吸が止まるたびに覚醒反応が生じて睡眠深度が浅くなり、睡眠時間も短縮してしまいます。その結果、睡眠休養感が下がり、日中の眠気や集中力の低下につながります。閉塞性睡眠時無呼吸は肥満が最大のリスク因子であり、肥満がある場合は減量の指導を行います。日中の眠気などの症状が強い、あるいは検査にて中等度以上の無呼吸を認めた際には、持続気道陽圧（Continuous Positive Airway Pressure；CPAP）療法を行います[7]。

●むずむず脚症候群

　むずむず脚症候群は四肢（多くは下肢）に「むずむずとした」不快感が、寝ようとするときやじっとしているときに出現する病気です。「足を動かさずにはいられない」という強い衝動のため、入眠が妨げられます。これらの症状は足を動かすことで改善し、症状が夕方から夜間に増悪するという特徴があります[1]。日本における有病率は欧米より低く1.8％程度とされていて、女性に多く加齢とともに有病率は上昇するといわれています。鉄が欠乏することによる感覚制御に関連したドパミン神経の機能が低下することが原因の1つと考えられており、ドパミン作動薬による治療が行われます[5]。慢性腎不全、鉄欠乏性貧血、末梢神経炎、脊髄疾患、パーキンソン病などの病気に伴うむずむず脚症候群も臨床的にしばしば経験します。まれですがSSRIの副作用でも出現しうるとされています。「むずむずする」という表現からは重篤感に乏しく感じる

かもしれませんが、深刻な睡眠障害で大きな苦痛を感じている人もいますので、疑った際には病院を受診するように促しましょう。

● ナルコレプシー

　ナルコレプシーの患者さんは睡眠不足や睡眠を妨げる病気がないにもかかわらず、日中に強い眠気に襲われます。また、時に情動脱力発作といって、大笑いなどが引き金となって筋肉の緊張が緩む発作を伴うことがあります。有病率は 0.02〜0.04％といわれ、視床下部のヒポクレチン（オレキシン）ニューロンの脱落が病態と関与していると考えられています[8]。治療としてはモダフィニルやメチルフェニデート塩酸塩、ペモリンといった中枢神経刺激薬が対症療法として使用されます。

不眠症 の徴候に支援者が気づくための＼アセスメントのポイント／

　周囲の支援者は日中に関わることが多いため、日中の眠気や集中力の低下、疲れの蓄積などから不眠の存在に気づくことが多いのではないでしょうか。仕事などでミスが目立ったり、元気がなかったりする様子があるかもしれません。また、うつ病などに伴ったものであれば、気持ちの落ち込みや食欲不振などもみられるでしょう。実際によく眠れているかどうかについては本人に直接尋ねるしかありませんが、前述のような症状がある際には睡眠が乱れている可能性があります。睡眠の乱れが疑われた際には、表 1 に挙げたような睡眠・生活環境に関する情報も尋ねつつ、薬物療法などで眠れるようになる人もいることを伝えて医療機関の受診を促せるとよいでしょう。

治療につなげるには どう伝える？

　不眠は多くの人にとって苦痛な症状であり、治療の要望がある人も多いです。また、睡眠の乱れは多くの精神疾患の最初の症状や、不調のサインとして出現しやすいため、何かいつもと様子が違うと感じた際には、いきなり本心や核心的な悩みを話題にするよりは、まずは睡眠をはじめとした生活リズムから尋ねてみるとよいかもしれません。「最近調子が悪そうだけど、大丈夫？　夜は眠れている？」といった心配やねぎらいの言葉は、多くの人にとってそれほど抵抗は強くないのではないでしょうか。また、本人が語る苦痛を聞きながら「いろいろあって大変かもしれないけど、眠れないと身体も休まらないし、まずはもう少し眠れたほうがいいんじゃないかな」「病院で相談もできるみたいだし、最近は新しい薬もあって眠れるようになる人もいるみたい」といったように、本人のつらさを少しでも楽にできるようにサポートしようとしていることや、治療介入することで改善の可能性があることを伝えるとよいかもしれません。

　不眠症単体ではなく各種の精神疾患に伴ったものである場合にも、眠れていないという症状や本人の困り感に焦点を当てることで、受診や服薬、疾病理解につながるケースにもたびたび遭遇します。

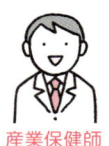

産業保健師

> 最近、なんだか元気がないように見えますが、何か心配事はありませんか？

> 仕事が忙しくてですね。しょうがないと思うんですけど。みんな頑張っていますし、自分だけ休むこともできませんから。

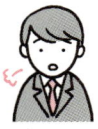

相談者

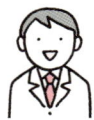

> それもそうかもしれないですけど、あんまり根を詰めすぎるのもよくないですよ。食事や睡眠はとれていますか？

> うーん、ご飯はそんなに食べなくてもいいかなって……。最近はあんまり眠れない感じもありますね。自分が悪いんですけど、みんなに迷惑をかけているのでこれはしょうがないですね……。

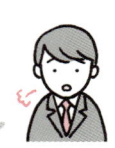

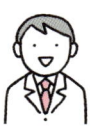

いろいろあって大変かもしれないですけど、眠れないと身体も休まらないですし、まずはもう少し眠れたほうがいいんじゃないでしょうか？最近はさまざまな良い薬もあって、病院に行って眠れるようになる人もいるみたいですよ。

確かに、眠れるようになったら、少し元気が出るかもしれません。一度行ってみようかな……。

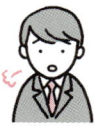

 疾患の理解につながる **本・映画**

■ 知っているようで知らない睡眠のこと：良い目覚めは良い眠りから（厚生労働省）
https://e-kennet.mhlw.go.jp/wp/wp-content/themes/targis_mhlw/pdf/leaf-sleep.pdf?1699920000117
→疾患理解を深めるうえで、とても有用なパンフレットだと思います。ぜひお読みください。
■ 君は放課後インソムニア（オジロマコト、小学館、2019 年刊行、全 14 巻）
■ 光る君へ、第 27 話（大石 静脚本、NHK 大河ドラマ、2024 年）
→佐々木 蔵之介（藤原宣孝役）によって睡眠時無呼吸が演じられています。

引用・参考文献

1) 厚生労働省. 健康づくりのための睡眠ガイド 2023. 2024. https://www.mhlw.go.jp/content/001237245.pdf （2024.5.1 閲覧）.
2) Perlis, ML. et al. Insomnia. Lancet. 400（10357）, 2022, 1047-60.
3) Morin, CM. et al. Effect of Psychological and Medication Therapies for Insomnia on Daytime Functions：A Randomized Clinical Trial. JAMA Netw Open. 6（12）, 2023, e2349638.
4) エリック・R・カンデルほか. "睡眠と夢". カンデル神経科学. 金澤一郎ほか監修. 東京, メディカル・サイエンス・インターナショナル, 2014, 1115-32.
5) ベンジャミン・J・サドックほか. "正常睡眠と睡眠 - 覚醒障害群". カプラン臨床精神医学テキスト：DSM-5®診断基準の臨床への展開. 第 3 版. 四宮滋子ほか監訳. 井上令一監修. 東京, メディカル・サイエンス・インターナショナル, 2016, 595-629・1042.
6) 諏訪さゆり. "活動と休息を支える看護". 高齢者看護の実践. 第 6 版. 堀内ふきほか編. 大阪, メディカ出版, 2024, 124,（ナーシング・グラフィカ, 老年看護学②）.
7) 睡眠時無呼吸症候群（SAS）の診療ガイドライン作成委員会. 睡眠時無呼吸症候群（SAS）の診療ガイドライン 2020. 日本呼吸器学会／厚生労働科学研究費補助金難治性疾患政策研究事業「難治性呼吸器疾患・肺高血圧症に関する調査研究」班監修. 東京, 南江堂, 2020, 136p.
8) American Psychiatric Association. DSM-5-TR™ 精神疾患の診断・統計マニュアル. 日本精神神経学会監修. 髙橋三郎ほか監訳. 東京, 医学書院, 2023, 1024p.

（久良木 聡太）

10 認知症

🔍 認知症とは

　脳は非常に複雑な臓器で、多くの働きを担っています。そのなかでも、物事を適切に知覚して理解・記憶し、論理的に考え、行動に移すといった一連の知的な機能のことを認知機能と呼びます。そして、何らかの理由によって後天的に脳が障害されて少なくとも1つ以上の認知機能が低下し、それにより自立した日常生活に支障をきたす状態が認知症です。脳が障害される原因は多岐にわたるので、結果的に認知症は複数の疾患を含んだ概念になります。なお、意識障害を伴う状況でのみ起こる認知機能の低下や、ほかの精神疾患の影響で引き起こされた認知機能の低下は、認知症から除外されます。

✔最新エビデンス

　認知症の患者さんは世界で約5,000万人おり、2050年までに約1億5,000万人に増加するだろうと予測されています。国や地域によって認知症の発症率は異なり、患者数が増えている国や地域と、逆に減っている国や地域があります。日本は認知症の患者さんが増えている国で、現在、国内では75～79歳のおよそ10人に1人、80～84歳のおよそ5人に1人が認知症であり、90歳以上では半数以上の人が認知症であるとされています。認知機能は加齢に伴って低下するので、認知症には老化現象の側面がありますが、その病態はまだよくわかっていません。そのため、病気を治すための有効な治療法はなく、発症予防や発症後の進行抑制が重要となります。

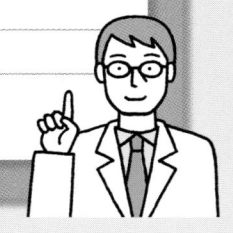

▶ 認知症ってどういう疾患？

　認知症は複数の疾患を含んだ概念ですが、どの疾患にも共通しているのは、後天的な脳の障害により、少なくとも1つ以上の認知機能が損なわれているということです。認知症といえば、一般的には物忘れが多くなるという状態を思い浮かべますが、記憶以外の認知機能が損なわれる認知症もあります。例えば、知覚されたたくさんの情報のなかから適切な情報を選んで意識を向けるための注意力や、目標を立て適切に計画をして行動を起こす実行機能、マナーや礼儀作法を守って社会的に適切な行動をするための社会的認知といった認知機能が損なわれる場合です。いずれの場合でも、認知機能が損なわれることによって自立した日常生活に支障をきたすという点が共通しています。

　通常、ゆっくりとしたスピードで病気は進行していきますが、病識は乏しいことが多く、本人はあまり意に介していないこともよくあります。

●認知症の分類

　脳が障害される原因は多岐にわたるため、認知症はその原因によって複数の疾患に分類されます。主な認知症としては、アルツハイマー型認知症、レビー小体型認知症、前頭側頭葉変性症などの変性疾患と呼ばれる疾患のほか、脳血管病変に起因する脳血管性認知症などがあります。

1）アルツハイマー型認知症

　認知症のなかで約7割と最も多くを占めるのが、アルツハイマー型認知症です。自分が経験した出来事を「いつ・どこで・何をした」と言葉によって表現できるような記憶をエピソード記憶といいますが、発症の早期からエピソード記憶が損なわれるのがアルツハイマー型認知症の特徴です。そのほかにも日付や曜日などの時間・場所・人物を適切に認識することが難しくなる（見当識障害）、家事や金銭管理など日常生活でのさまざまな行動がうまくできなくなる（実行機能障害）、機械・道具を使ったり動作を模倣したりすることが難しくなる（観念失行・観念運動失行）など、いろいろな症状がみられることがあります。

2）レビー小体型認知症

　レビー小体型認知症は、動作の緩慢や安静時にみられる振戦などのパーキンソン症状や、繰り返し生じるありありとした幻視、注意力などが大きく変化する認知の変動、眠っているのにまるで起きているときと同じようにしゃべったり身体を動かしたりするレム睡眠行動障害などが特徴です。

3）前頭側頭葉変性症

　前頭側頭葉変性症はさらに複数の疾患に分類されますが、そのなかでも代表的な疾患である行動障害型前頭側頭型認知症では、主に前頭葉の機能低下による症状が出てきます。例えば、脱抑制に伴うマナーや礼儀を無視した社会的に不適切な行動、他人に対する共感性が損なわれることによる相手の感情を無視した言動、単純な言動を反復する常同行為など、非常に多彩な症状を呈します。

4）脳血管性認知症

　脳血管性認知症は、脳血管の動脈硬化に伴う慢性的な脳血流量の低下、多発した脳梗塞、脳の中でも重要な部位に生じた脳梗塞、脳出血などが原因となります。脳梗塞や脳出血などの脳卒中といえば身体が麻痺するというイメージを持ちやすいですが、身体的な症状は目立たずに認知症だけが起こるということもよくあります。原因となる病変の部位によって症状はさまざまですが、アルツハイマー型認知症と合併することが多いです。

●BPSD

　どの認知症でも、前述のような症状が認知機能が損なわれることによる中核的な症状とされますが、同時に周辺的な症状として、さまざまな行動・心理症状（behavioral and psychological symptoms of dementia : BPSD）を伴う場合があります。BPSD は幻覚や妄想といった精神病症状、不安・焦燥、攻撃性、抑うつ、アパシー（目標指向性の低下のことで、無気力や無関心として現れます）、脱抑制、食行動異常など、多様な症状を含んだ概念です。

　アルツハイマー型認知症ではアパシー、レビー小体型認知症では不安、脳血管性認知症では抑うつが最も一般的な BPSD です。アパシーは認知症全般で多くみられる症状ですが、物事への興味が減って活動性が低下するというものなので、抑うつのようにみえることがあります。

　BPSD があると死亡率が高くなるだけでなく、ケアにかかるコストも増えることが知られているため、これらの症状をいかに管理するかが重要となります。

▶ 脳と身体に何が起こっている？

　認知症ではさまざまな原因で脳の神経細胞が減少し、認知機能が低下します。脳血管性認知症のように原因が脳梗塞などの脳血管病変である場合はわかりやすいのですが、アルツハイマー型認知症などの変性疾患では病気の根本的な原因がまだよくわかっていません。アルツハイマー型認知症の患者さんの脳を顕微鏡で観察すると、アミロイドβと呼ばれるタンパク質が凝集した老人斑や、過剰にリン酸化されたタウタンパク質が蓄積した神経原線維変化がみられ、それに伴って神経細胞が脱落しているのがわかります。しかし、これらの所見が疾患の発症とどのように関連しているのか、よくわかっていません。そのため、病態に基づいた根本的な治療法や予防法が確立されていないのが現状です。

　まだまだ未知の部分が多い認知症ですが、どのようなことが認知症発症のリスクとなるかが徐々に明らかになってきました。具体的には、教育歴が短い、高血圧、聴覚障害、喫煙、肥満、うつ病、運動不足、糖尿病、社会的接触が少ない、過度のアルコール摂取、外傷性脳損傷、大気汚染の 12 のリスク因子が明らかになっています [1]。国や地域によって認知症の発症率が異なるのも、これらのリスクが関連していると考えられます。こういった問題を解

決することで、認知症の発症を予防したり進行速度を抑えたりすることができるだろうと期待されています。

▷ どんな治療をする？

●脳血管性認知症の治療

脳血管性認知症の場合、脳血管病変の悪化を防ぐためのリスク管理を行う必要があります。適切な血圧の管理や運動不足の解消、禁煙などが有効と考えられます。

●変性疾患である認知症の治療

変性疾患である認知症の治療には、大きく分けて非薬物療法と薬物療法があります。

1) 非薬物療法

非薬物療法は、薬物療法に比べると安全な治療法です。例えば、読書やゲームなどの活動は認知機能の維持に役立つ可能性があります。音楽療法や芸術療法、幼少期〜若いころのことを思い出す回想法などは認知機能の維持だけでなく、生活の質や心理的幸福感の改善も期待されます。運動（ウオーキングなどの有酸素運動だけでなく、筋力トレーニングなども）や、健康的な食生活（地中海食、ナッツ類、葉物野菜、魚など）、そして他者との社会的な交流を持つことも有用です。非薬物療法にはいろいろな治療法がありますが、患者さん本人の個々の特性に応じて選択するのがよいでしょう。また、これらの治療の目的のためにデイサービスやデイケアを利用している人が多くいます。

2) 薬物療法

薬物療法としては、コリンエステラーゼ阻害薬として3種（ドネペジル塩酸塩、ガランタミン臭化水素酸塩、リバスチグミン）、NMDA受容体拮抗薬として1種（メマンチン塩酸塩）の、合計4種類の内服薬が国内で保険適用となっています。いずれの薬剤も認知症の進行抑制を目的としたもので治療効果は実感されにくいですが、日常生活でわずかな能力の改善がみられることもあります。なお、これらの薬剤は認知症の発症予防に対する効果はないだろうと考えられています。

他方、2023年には、脳内のアミロイドβに結合することで認知症の進行抑制作用を示す、世界初の点滴静脈注射用薬剤であるレカネマブが国内で発売されました。レカネマブは認知症だけでなく、その前段階である軽度認知障害に対しても効果が期待されています。1人の患者さんに1年間投与すると薬剤費が300万円近くになるなど、非常に高価であることも話題になっています。

●BPSD に対する治療

BPSD に対しても非薬物療法の効果が期待でき、安全な治療法なので第一選択として推奨されます。非薬物療法が無効であるか、症状が重篤であるような場合には、薬物療法が考慮されます。抗精神病薬や抗うつ薬を中心とした薬剤が使用されることが一般的ですが、高齢

者では死亡を含めた有害事象発生のリスクが高いことが知られており、可能であれば薬剤は短期間の使用にとどめることが望ましいと考えられます。

認知症の徴候に支援者が気づくための＼アセスメントのポイント／

　「以前なら問題なくできていたはずのことができなくなっていないか」というのが、認知症に気づくためのポイントです。例えば、日常会話のなかに同じ話題が何度も繰り返し出てくる、季節が変化しているにもかかわらずいつも同じ服を着ている、女性であれば化粧をしなくなるなど、身だしなみに無頓着になるというような変化は支援者にとっても気づきやすいものです。また、家族や知人、近隣住民など、本人の周囲にいる人たちは日常生活の様子の微細な変化に気づきやすいため、そういった人たちの話に耳を傾けることも大切です。前述したリスク因子を知っておくことも、認知症の徴候に対する感度を上げてくれるはずです。

治療につなげるには どう伝える？

　認知症の人はしばしば病識を欠いており、本人が自ら相談に来ることはあまりありません。認知症ではないかと疑った家族が相談に来ることが多いため、まずは家族に受診を促し、その後に家族から本人に受診を促してもらうという段階を踏むことになります。家族が支援者のもとに相談に来た場合のやりとりを例示します。

> 最近、母の物忘れが進んでいるようです。何度も同じ話をするし、認知症じゃないか心配です。病院を受診させたほうがよいでしょうか？

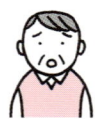

相談者

> それは心配ですね。認知症のようにみえても、まったく別の治せる病気かもしれませんし、一度、検査を受けてみてはどうでしょうか？ もし認知症だとしても、治療を受けて進行を緩やかにすることができますし、周りの人にとってもこれからの生活について考えるきっかけになると思います。

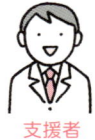

支援者

　病識が乏しい本人は受診に消極的なことが多く、どのようにして家族が本人に受診を勧めるかは難しい問題です。何か本人が困っていることがあれば、そのことについて相談しに行こうと誘うのは1つの方法です。また、「脳の健康診断に行ってみよう」と伝えたり、「これから先の生活を見据えて介護保険の申請について相談しに行こう」と伝えたりするのもよいかもしれません。信頼できるかかりつけ医がいれば、まずはそちらに相談し、かかりつけ医から本人に専門医の受診を勧めてもらうということもよくあります。

疾患の理解につながる 本・映画

　以下の2冊は、認知症に対する理解を深めるためにとても有用ですので、特に家族の皆さんにご覧いただきたいと思っています。
- ボクはやっと認知症のことがわかった：自らも認知症になった専門医が、日本人に伝えたい遺言（長谷川和夫、KADOKAWA、2019年刊行、224p）
- 認知症とは何か（小澤 勲、岩波書店、2005年刊行、208p）

引用・参考文献

1) Livingston, G. et al. Dementia prevention, intervention, and care：2020 report of the Lancet Commission. Lancet. 396（10248）, 2020, 413-46.
2) Arvanitakis, Z. et al. Diagnosis and Management of Dementia：Review. JAMA. 322（16）, 2019, 1589-99.
3) Tampi, RR. et al. Dementia Is More Than Memory Loss：Neuropsychiatric Symptoms of Dementia and Their Nonpharmacological and Pharmacological Management. Am J Psychiatry. 179（8）, 2022, 528-43.
4) Ninomiya, T. et al. Study design and baseline characteristics of a population-based prospective cohort study of dementia in Japan：the Japan Prospective Studies Collaboration for Aging and Dementia（JPSC-AD）. Environmental Health and Preventive Medicine. 25（1）, 2020, 64.

（早川宏平）

⓫ 物質使用症（アルコール使用症）

🔍 物質使用症（物質使用障害）とは

●診断名の変遷

診断名の変遷があるため、ここでは「物質使用症」＝「物質使用障害」≒「依存症」≒「嗜癖」とします。かつて「依存症」という言葉が広く使われていましたが、DSM-5®からは軽症〜重症までより広く障害を取り込むため「使用障害」という言葉が使用され、改訂版の DSM-5-TR™ では「使用症」としてまとめられました。

●症状と分類

中核的な症状は「制御障害（わかっていてもやめられない）」「社会機能の障害（だめなとき・場所でも使ってしまう）」「危険な使用（身体を壊しても、他人へ迷惑をかけても使う）」「薬理学的基準（耐性や離脱症状など）」に分類できます。従来の依存症の診断基準と比較して、DSM-5-TR™ における使用症では一部の症状であっても診断できるように緩和され、軽症でも早期介入が可能になりました。また、物質への依存が物質使用症だとすると、行動・行為への依存もあり、その1つが「ギャンブル行動症（ギャンブル依存）」です。依存症は嗜癖とも呼ばれ、行動嗜癖を広く定義すると、摂食障害やスマホ・ゲーム依存、買い物依存、窃盗癖（クレプトマニア）、性依存も含まれており、ケースによっては依存症治療の対象となる場合もあります。

物質使用症は物質の種類により分類され、アルコール、カフェイン、大麻、幻覚薬、オピオイド、鎮静薬、抗不安薬または睡眠薬、精神刺激薬、タバコなど多岐にわたります。使用される物質は地域や時代背景により流行や偏在がありますが、アルコール使用症の社会的影響は時代を通して変わることはありません。

日本では近年、未成年を中心に市販薬の乱用が水面下で広がっています。SNSを通じて誤った情報が広まり、感冒薬や抗ヒスタミン薬、痛み止めなどを過量に服薬するケースが増えています。

●クロスアディクション（多重嗜癖）

依存症は1つの物質や1つの行動嗜癖だけでなく、多くの場合は複数の対象物・行為に依存します（クロスアディクション）。例えばアルコール使用症の人は睡眠薬の乱用が併存し、大麻を使用する人はより危険な違法薬物の使用症に至る

危険性が高いです。ギャンブル依存の人にはヘビースモーカーが多く、摂食障害を治療している人で市販薬の乱用が明らかになるケースもまれではありません。

「物」と「情報」が多量にあふれている現代社会では、依存症になってしまう落とし穴がよりありふれているのかもしれません。ただ、従来の依存症への偏見や犯罪と結びつけるイメージによって、見えづらくなっている現状があります。

●物質使用症の治療

治療に関しては、一筋縄ではいかず、診断を受けたとしても継続的な治療につながることは難しいといえます。それは、先に述べた偏見の問題も大きいですが、物質使用症の病態が重い人ほど、「否認」が強くなるからです。否認は、自身の物質使用にまつわる問題を問題として受け入れられない、もしくは気づけない状態のことをいいます。否認は時に強い拒絶となり、周囲との軋轢につながります。家族が何度も「お酒をやめて」と懇願しても、本人は「止める家族がおかしい」と思い込んでいるかもしれません。まず病院に来て、診察を受けるということさえ、しばしば困難です。

残念ながらアルコールとタバコ以外では、日本で確立している薬物治療はありません。いくつかの新薬は出ていますが、物質使用症の治療の中心は心理社会的治療で、特に集団精神療法や認知行動療法が有効とされています。いずれも人と人との関わりのなかで行う治療です。人は皆、生きるうえで何かしらの「生きづらさ」を隠し持っています。物質に頼るのはその生きづらさをごまかす方法なのかもしれないと捉えていきます。米国の精神分析家であるエドワード・J・カンツィアンは、精神分析的洞察のもと、依存性物質の使用を「人生における苦痛から逃れ自らを癒すための『自己治療』である」との仮説を提唱しています。生きづらさをごまかす治療としての物質使用がどこかで破綻して無理が生じているのであれば、その生きづらさの本質に耳を傾けることが重要です。人と人との関わりのなかで、いま一度、生きづらさを言葉にすることができれば、意外と回復が近くなるかもしれません。

✔最新エビデンス

　ここでは、物質使用症の 1 つであるアルコール使用症を中心に説明します。アルコール使用症においては 2019 年 3 月にナルメフェン塩酸塩水和物（セリンクロ®）という新薬が日本で発売されています。ナルメフェン塩酸塩水和物は飲みすぎ防止の薬で、お酒を飲む前に内服し、その日の飲酒量を減らすという効果があります。処方する医師や医療機関にいくつかの制限があるため、どこでも処方を受けられるわけではありませんが、徐々に広がりつつあります。節酒を目的とした初めての治療薬であり、患者さんに新しい治療の選択肢を与えています。薬とともに節酒日記をつけることが重要です。

　日本では昔から「酒は百薬の長」といわれていますが、本当に身体に良いのでしょうか。以前は少量の飲酒はむしろ健康に良いと信じられていました。しかし、近年の調査では、ほぼすべての身体的疾患に関して、用量依存性（少量でも、飲む量が増えれば増えるほど）に発生頻度が上がることが確認され、少量の飲酒でも死亡リスクが上昇することが知られています [1]。この報告では健康のために飲酒量をゼロにすることが勧められています [2]。公衆衛生上の問題としても、2024 年に開始された「健康日本 21（第三次）」では日本国民の健康的な生活のために飲酒量を低減することが勧められています。そこでは、1 日あたりの平均純アルコール摂取量が男性で 40g 以上、女性で 20g 以上を生活習慣病のリスクを高める飲酒量としています [3]。飲酒量はできるだけ減らすほうが健康には望ましく、この目安も 40g までは飲んでよいという表現にはなっていません。ただ誤解を呼ぶ表現であるため、公衆衛生上の問題として議論されています。

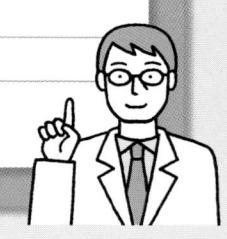

▶ アルコール使用症ってどういう疾患？

● アルコール使用症の特徴

　従来のアルコール依存症は、「1 日中飲酒しており、お酒が切れると手が震えてきて、周囲から常にお酒をやめるように言われているがやめられない。仕事にも行けずに転落人生」というイメージかもしれません。ただ、こういった依存症のステレオタイプは治療が必要な人への偏見となり、そういった人を病院から遠ざけてしまっていました。そのようななか、DSM-5-TR™ でアルコール使用症の基準が示され、より軽症の人でも早期介入をすべきだと考えられるようになりました。例えば、「前日の晩酌で深酒をして、しばしば朝眠そうに仕事をしていてミスが多い」「健康診断で肝機能障害と酒の飲みすぎを毎年指摘される」「不眠のため眠剤をもらっているが、毎日の晩酌がやめられない」。こういった人でも場合によってはアルコール使用症の診断基準に当てはまり、治療介入が必要となる可能性があります。連続飲酒と呼ばれる、24 時間お酒を飲んでいる状態が診断に必須ということもありません。また一方で、否認が強く、アルコール性肝硬変で死を間近に経験してもお酒の問題を認められない人もいます。身体的に問題がなくても、危険な酔い方（異常酩酊）を繰り返して何度も警察沙汰になったり、酩酊下で自傷を繰り返したり、元気だった人が突然自殺することも起こります。

　アルコール使用症の人は日本において 100 万人以上存在すると推計されていますが、実際の通院治療に結びつくのは、治療が必要な人のうち数%に過ぎないといわれています。一般の医療機関でアルコール使用症の疑いがあっても、専門医療にはなかなかつながりません。そればかりか、約束を守らないトラブルメーカーとみなされることもしばしばです。精神科リエゾンや専門外来などを通じて、プライマリ・ケアの場面においてもアルコール使用症の周知が一層求められています。

● アルコール使用症の診断

　DSM-5-TR™ には、国際的に認められたアルコール使用症の診断基準の 1 つが示されています（表 1）[4]。ほかには ICD-11 の基準も使われます[5]。自分の周囲の人に照らし合わせると、意外と当てはまる人がいるのではないでしょうか。

　リスクのある人をよりわかりやすくする方法として、スクリーニング検査があります。AUDIT（Alcohol Use Disorders Identification Test）は、アルコール使用症になる前のリスク状態から重度のアルコール使用症の人まで、幅広く対応する検査方法です。現在はインターネットやアプリ上[6,7]で簡便に調べられます。ほかには CAGE テストというスクリーニングテストもあります。

　物質使用症の診断に必要ではないですが、アルコール使用症では肝障害や電解質異常などの身体疾患の合併が問題となるため、血液検査などの身体検査を行うことも重要です。

表1 アルコール使用症の診断基準

①気づいたら思ったよりもお酒の量を多く飲んでいる
②お酒をやめようと思ってもできなかったことが 2 回以上ある
③お酒を飲むことに多くの時間を使っている、二日酔いの回復に時間を浪費している
④飲酒したい気持ちが強くほかに考えられなくなる、渇望がある
⑤お酒を飲んだことや、二日酔いで家族関係や学校・職場で問題が生じた
⑥お酒を飲んだことで家族や友人関係にヒビが入っているが、飲酒を続けている
⑦人生のための重要な時間や趣味の時間が、お酒を飲む時間に置き換わっている
⑧酔っぱらってけがをしたり、飲酒運転をしたり、危険な性行為を行ったりすることが 2 回以上ある
⑨お酒を飲んで不安や落ち込みが出て問題となった後にも飲酒している。記憶をなくすまで飲酒した後も飲酒している
⑩以前より多くの量を飲まないと酔わなくなってきている
⑪アルコールが抜けてきたときに、不眠・震え・落ち着きのなさ・発汗・緊張・動悸といった離脱症状が出てくる

上記の 11 項目のうち少なくとも 2 つが 1 年以内に起こっていて、本人の健康や周囲との関係性、学習や仕事の問題が生じている。

（文献 4 を参考に作成）

▷ 脳と身体に何が起こっている?

● 精神症状と身体的な合併症

　アルコール使用症の重大な症状の 1 つとして離脱症状があります。離脱症状はお酒が切れてから数日以内に起こり、典型的には手の震え、冷や汗、不安・緊張、イライラなどが生じます。慢性的に酩酊している脳が薬物耐性を獲得することで異常に興奮し、交感神経の激しい過剰反応が起こります。重篤な場合は記憶障害となり、場所や時間がわからず、幻視や妄想を伴ったり、けいれんを起こしたりすることもあります。身体的にもリスクが高い状態で、重篤な肝障害や電解質異常を合併することもあります。精神症状といえども致命的になりうる危険な状態で、緊急の対応が必要となります。

　また、アルコール使用症は身体的な合併症が多く、死に至る場合もあります。以前はアルコール依存症の人の平均死亡年齢は 50 歳前後といわれていました。図 1[8)] に代表的なアルコールに起因した身体疾患を挙げますが、これでもまだ一部です。妊婦の飲酒問題においては、流産や胎児性アルコール症候群が指摘され、産後は養育の問題にもつながります。

● アルコール使用症の予後

　先にも述べたとおり、以前よりアルコール依存症の人の平均死亡年齢は 50 歳前後といわれており、医療の進歩した現在でも大きく変わりません。断酒継続を治療効果と判断すると、

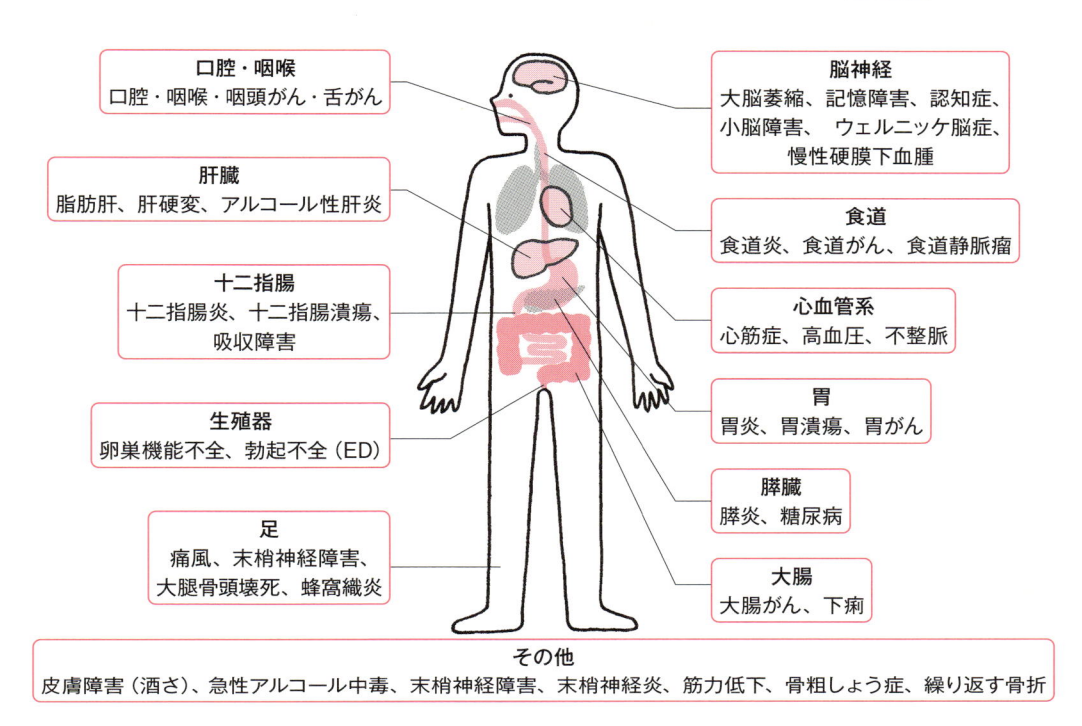

口腔・咽喉
口腔・咽喉・咽頭がん・舌がん

肝臓
脂肪肝、肝硬変、アルコール性肝炎

十二指腸
十二指腸炎、十二指腸潰瘍、吸収障害

生殖器
卵巣機能不全、勃起不全（ED）

足
痛風、末梢神経障害、大腿骨頭壊死、蜂窩織炎

脳神経
大脳萎縮、記憶障害、認知症、小脳障害、　ウェルニッケ脳症、慢性硬膜下血腫

食道
食道炎、食道がん、食道静脈瘤

心血管系
心筋症、高血圧、不整脈

胃
胃炎、胃潰瘍、胃がん

膵臓
膵炎、糖尿病

大腸
大腸がん、下痢

その他
皮膚障害（酒さ）、急性アルコール中毒、末梢神経障害、末梢神経炎、筋力低下、骨粗しょう症、繰り返す骨折

図1 アルコールに起因する代表的な身体疾患　　　　　　　（文献8を参考に作成）

専門的な治療を行っても1年の断酒継続率は20%前後といわれ、回復が難しいのが現状です。2013年の長による報告では、専門医療につながり入院治療した患者さんであっても、2年間での治療継続率は半分を切っていました。驚くべきことに、退院後2年で死亡率10%以上と、高い推移を報告しています[9]。

▶ どんな治療をする?

●ハームリダクション

　アルコール使用症の治療は、従来より断酒の順守が必須と考えられていました。また、断酒に導くために「底つき体験」という、患者さん自身にお酒に対しての意識を変えるような重要な挫折体験が必要であると信じられていた時期もありました。現在は、使用症にみられる疾患概念の変更にあいまって、治療目標を「ハームリダクション」に捉え直す動きがみられます。治療の理想は断酒ですが、そこまでには至れない患者さんが実際には多いという事実を受け入れ、専門治療につながることを第一に治療を進めます。そのなかで節酒も治療の選択肢として、心理社会・身体的な害悪（ハーム）を減らしていく（リダクション）ということです。

第1章

11 物質使用症（アルコール使用症）

●薬物療法

　治療薬にも変化があり、昔から使用されている副作用の多い抗酒薬だけでなく、副作用と効果がマイルドなアカンプロサートカルシウム（レグテクト®）が好まれるようになっています。また、新薬ナルメフェン塩酸塩水和物の登場でさらに大きな変化がみられています。ナルメフェン塩酸塩水和物は最初から飲酒をすることを前提に作られており、節酒専門の薬ともいえます。

●心理社会的介入

　物質使用症の治療は心理社会的介入が中心であり、患者さんの治療動機と主体的参加が何よりも重要です。薬物療法はあくまでその補助にすぎません。心理社会的治療として、認知行動療法を取り入れた治療アプローチや集団精神療法が多く行われています。

　否認によりなかなか出てこない患者さんの治療動機を引き出す方法として、ウィリアム・R・ミラーが開発した動機づけ面接法があります。入院治療では、専門病院でアルコール・リハビリテーションプログラムが行われています。

　変化のステージモデルに基づいた治療では、無関心期・関心期・準備期・実行期・維持期と、患者さんの回復段階を5つに分け、患者さん自身の治療に対する認知の各段階における対応と、認知の変化の気づきを促します。

　治療内容は医療機関によって特色があります。医療機関によっては、精神分析的集団精神療法を取り入れたり、内観療法を主体としたり、マインドフルネスも試されたりしています。

　医療機関以外での治療も重要です。断酒会やアルコホーリクス・アノニマス®（Alcoholics Anonymous®；AA）などの自助グループの積極的な活用も推奨されています。ほかの物質のクロスアディクションが問題となる場合に対しては、ダルク（DARC）が先駆的な役割を果たしており、ほかにもジャパンマックなどの回復支援団体もあります。自助グループは、団体によっては家族の相談を受け付けたり、家族会を併設したりしている場合もあります。物質使用症当事者に巻き込まれて疲弊した家族の回復は、治療の初期段階においては特に重要であり、CRAFT（Community Reinforcement and Family Training）と呼ばれる家族専門のプログラムを学ぶことも可能です。

　医療や自助グループは地域格差が大きく、専門治療を受けたくてもどこに相談したらよいのかわからないということがあります。詳しくわからない場合は、地域の保健所に相談するのがよいでしょう。意外と近くに見つかるかもしれません。

アルコール使用症 の徴候に支援者が気づくための ＼アセスメントのポイント／

　正直に言うと、アルコール使用症の患者さんは積極的に疑って情報を集めないとわからないことが多いです。本人家族から飲酒状況を複数回聞き取りして矛盾がないか確認しましょう。飲酒量を本人に聞いても多くの場合は過少に申告し、重度の物質使用症者のスクリーニングテストでは点数がむしろ低くなります。極端な例では、うつ病として長年治療されていた人が、離脱症状や肝障害が出現してようやくアルコールの問題に気づくこともあります。逆に、断酒によりうつ症状が改善し、抗うつ薬が必要なくなることもあります。また、有害な例として、てんかんや統合失調症の悪化を繰り返している原因に、問題飲酒が隠れていることもあります。問題飲酒をすべてアルコール使用症とすぐに診断・治療するものではないかもしれませんが、いずれも断酒や節酒指導が必要です。

治療につなげる には　どう伝える？

　自分がアルコール使用症であると認めたがらない場合の治療においては、相談に来たタイミングでのアプローチが大変重要です。場合によっては「最初の診察が治療のすべて」と言う専門家もいます。ただ、そのアプローチ方法はさまざまで、患者さんの精神的・身体的疾患の有無はもちろんのこと、そのときの患者さんを取り巻く状況や、相談につながったきっかけ、誰と一緒に来たかによっても柔軟にアプローチ方法を変える必要があります。何かをすればうまくいくという方法はないように感じるかもしれません。

　物質使用症の最初の相談は家族から寄せられることが多いです。患者さん本人は問題に気づけていないなかで、周囲を巻き込むからです。以下に家族相談の一例を示します。

　症例は50代のアルコール使用症を疑われる患者さんです。妻から電話で相談がありました。

> 夫が毎日朝から晩までお酒を飲んで、転んでけがをしてばかりいるんです。止めても言うこと聞かないし。怒り出すんですよ、本当に困っていて。

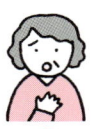

妻

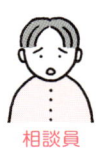

相談員

それは心配ですね。詳しく教えていただいてもよろしいでしょうか?

病院に連れていって、いろいろどこか悪いと言われて入院を勧められてもすぐに帰ってくるし。最近では体調が悪そうに見えても、病院に行くことを嫌がっています。ご飯も食べていないみたいだし。でも仕事だけはどうにかして行っているんですよ。飲酒運転じゃないかって止めているんですけど、怒って話にならなくて、どうしようもないんです!

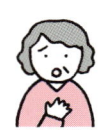

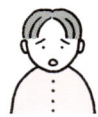

大変な苦労をされているんですね。旦那さんはご自身のお酒についてどう考えていらっしゃるんでしょうか?

何も悪いと思っていないと思いますよ。今日も休みなのに昼から家にいないし、どっかで誰かと飲んでいるんでしょう。

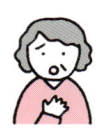

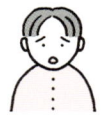

旦那さんは自分の飲酒の問題を認めることができないんでしょう。でもその状態であれば旦那さんは「お酒をやめろ」と言われることが大変ストレスに感じるかもしれません。

ストレスでもほかに言う人がいないから、私が言うしかないでしょう。

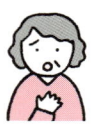

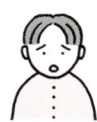

そのとおりですね。奥さんの負担が大きくなっていますね。ご苦労されていると思います。奥さんの言葉でお酒をやめさせることは大変な苦労があると思います。「お酒をやめて」と直接表現することをやめてみたらどうでしょう。

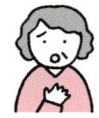

それはどういうことでしょうか？

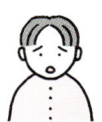

「お酒をやめて」と言う代わりに「専門家に相談に行ってみましょう」と伝えてみてはどうでしょう。「私が心配だから」と付け加えて。奥さんの話を一切聞かなければ、別の方、例えば親しい友人に話してもらうことをお願いするのはどうでしょう？

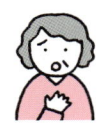

そんなことで聞いてくれるかしら。誰が何を言っても聞かないわがままな人だから。最近は私も目まいがしてきて、血圧も安定しないの。

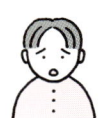

今は、どうしても奥さんの言葉に聞く耳を持たない状態なんでしょう。一番大切なのは、旦那さんを心配しすぎて奥さん自身の負担にならないようにすることです。旦那さんの心配で奥さんが倒れたら、そっちのほうが大変ですよ。長い目でみたら、旦那さんのためにもならないと思います。

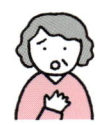

私が世話を焼きすぎなんですね。少し気が楽になった気がします。ありがとうございます。

　以下は、患者さんが専門医療につながった際の場面です。患者さんは根気強い妻の説得でなんとか一緒に専門病院に来院しました。患者さんは不機嫌な様子で話をしたくないようにみえます。

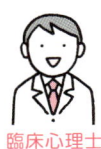

臨床心理士

こんにちは、よろしくお願いいたします。今日はどのような理由で相談に来られたのでしょうか？

妻に言われてきたのですが、私は酒を飲みすぎていると言われて。うるさいから仕方なく来たんですよ。でも私は依存症にまではなっていないと思うんですよ。

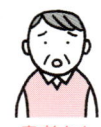

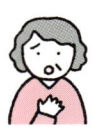

もうひどいんです。ちょっと一言では話せないくらい。

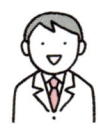

ご自身としては、奥さんはどういったことを心配されていると思いますか？ すみませんが、もう少し詳しくご自身の考えをお聞きしてもよろしいでしょうか？

妻は、私が酒を飲んで記憶をなくして物を忘れたり、転んでけがをしたりしていると言うんです。まあたまには飲みすぎますけど、飲みすぎたらそれぐらい誰にでもあるでしょう。

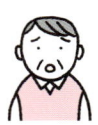

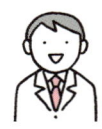

奥さんが心配しすぎだと感じるんですね。確かに深酒をしたらけがをしてしまうこともあるかもしれないですね。どれくらいの頻度で記憶をなくすまでお酒を飲まれるんですか？

毎日じゃないですよ、たまにですよ。

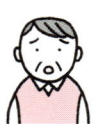

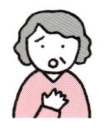

たまにじゃないです！

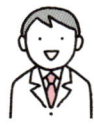

まあまあ奥さん、まずはご本人のお話を聞かせてください。たまにというと、お酒を飲まれるのは毎日ですか？

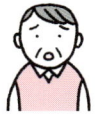

毎日の晩酌のときくらいです。

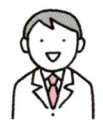

1日にどれくらい飲みますか？

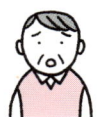

まあ、焼酎を3杯くらいです。私はロックでしか飲まないですから。

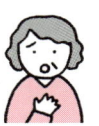

……（信じられないという顔）。

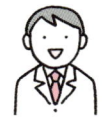

毎日3杯とはお酒に強いですね。3杯くらいで記憶がなくなりますか？

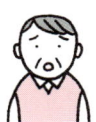

それくらいじゃ記憶はなくなりませんね。

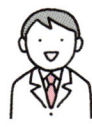

では、時々3杯以上、記憶をなくすくらいまで飲むことがあるんですね。

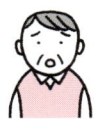

まあ、そう言われたらそうですね。

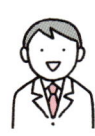

ご本人のこれまでの話をまとめると、時々お酒を焼酎3杯以上、覚えていないくらい飲んでしまって、記憶をなくして転んで頭を打ったりしていると、そういうことですね。

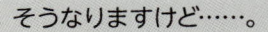 そうなりますけど……。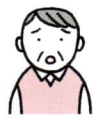

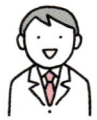 3杯以上飲んだときは、いいことがあったりするんでしょうか？

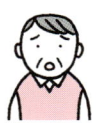 そんなことはないです。普通です。

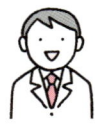 記憶がなくなると困ることはないんですか？

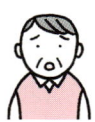 別にないですね。妻がうるさいので最近は家で飲んでいるから、飲んだ後は寝るだけです。

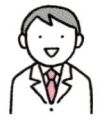 以前は外で記憶がなくなるまで飲んでいる時期もあったんでしょうか？

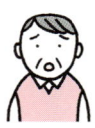 昔の話ですよ。今はすぐ寝ています。

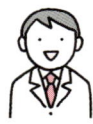 すぐに寝るときと、寝れなくて転んでけがをするときもあるんですね。

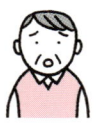 たまにですよ、毎日じゃない。

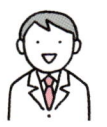

お酒を3杯以上飲んで、寝てしまうこともあるし、そうじゃなくて転んでしまうこともあると。以前は外で記憶がなくなるまで飲んでしまっていた時期もあるようですが。奥さんの気持ちとして、旦那さんのことを心配されるのは、僕は当然のように感じます。それでも奥さんの心配のしすぎだと、ご自身は感じるんですね。

そうですよ、時々ですから。まあこれからは焼酎3杯以内には抑えようと思います。

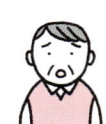

※チェンジトーク

絶対無理ですよ。

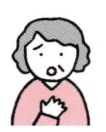

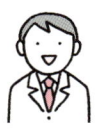

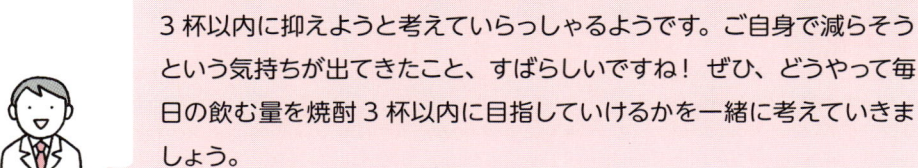

まあまあ……。ご本人としては、これまでのことを反省して毎日焼酎3杯以内に抑えようと考えていらっしゃるようです。ご自身で減らそうという気持ちが出てきたこと、すばらしいですね！ぜひ、どうやって毎日の飲む量を焼酎3杯以内に目指していけるかを一緒に考えていきましょう。

　ここでは物質使用症の治療で代表的な患者アプローチである動機づけ面接法のほんの一例を、筆者個人の体験を交えて紹介しました。動機づけ面接では、自ら、自分の行動を変える発言「チェンジトーク」を促していくように辛抱強く関わることが重要です。否認が強い患者さんも最後に飲酒を減らす選択肢を自ら述べる「チェンジトーク」につながっています。患者さんとのやり取りを読んで、この患者さんがお酒をやめることは難しいと感じたかもしれませんが、それでも本人から減らすという希望があったことは、アルコールの問題に対処しようと意識を変える大きな一歩になります。しかし、このようにうまく話が進むことは多くありません。まず一番大事なのは専門医療につながること、つながった後に継続的に通院が続くことです。ケースによっては、次回の外来の約束だけで終えることもあります。お酒の話を一切せずに本人が今困っていることを聞くことが、かえって断酒につながることもあります。

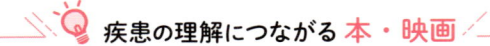

疾患の理解につながる 本・映画

- アルコール依存症を知る！改訂版：回復のためのテキスト（森岡 洋、アスク・ヒューマン・ケア、2013 年刊行、158p）
  →古くからのバイブルです。
- 新版 アルコール依存症から抜け出す本（樋口 進監修、講談社、2018 年刊行、102p）
  →減酒を含めて、まとめられています。
- 酔いがさめたら、うちに帰ろう。（東 陽一監督、日本、2010 年公開）
  →男性には泣けてくる内容です。

  患者さんには以下のサイトを伝えることがあります。
- アルコール依存症治療ナビ（日本新薬株式会社）
  http://alcoholic-navi.jp/
- SNAPPY 飲酒チェックツール（岡山県精神科医療センター）
  https://snappy.udb.jp/
- 特定非営利活動法人 ASK ホームページ
  https://www.ask.or.jp/
- 薬物のない世界のための財団ホームページ
  https://jp.drugfreeworld.org/

引用・参考文献

1）Holman, CD. et al. Meta-analysis of alcohol and all-cause mortality：a validation of NHMRC recommendations. Med J Aust. 164（3）, 1996, 141-5.

2）GBD 2016 Alcohol Collaborators. Alcohol use and burden for 195 countries and territories, 1990-2016：a systematic analysis for the Global Burden of Disease Study 2016. Lancet. 392（10152）, 2018, 1015-35.

3）厚生労働省．健康日本 21（第三次）．https://www.mhlw.go.jp/stf/seisakunitsuite/bunya/kenkou_iryou/kenkou/kenkounippon21_00006.html（2024.7.11 閲覧）

4）American Psychiatric Association. Diagnostic and Statistical Manual of Mental Disorders, Fifth Edition, Text Revision（DSM-5-TR®）. Washington DC, American Psychiatric Association Publishing, 2022, 1120p.

5）WHO. ICD-11：International Classification of Diseases 11th Revision. 2018. https://icd.who.int/en（2024.7.31 閲覧）

6）久里浜医療センター．AUDIT（Alcohol Use Disorders Identification Test）．2020．https://kurihama.hosp.go.jp/hospital/screening/audit.html（2024.7.10 閲覧）

7）厚生労働科学研究「WHO 世界戦略を踏まえたアルコールの有害使用対策に関する総合的研究」／ AMED 委託研究開発「アルコール依存症予防のための簡易介入プログラム開発と効果評価に関する研究」．SNAPPY 飲酒チェックツール．https://snappy.udb.jp/（2024.7.10 閲覧）

8）アルコール依存症治療ナビ.jp．お酒の飲み過ぎが原因となる身体の病気．http://alcoholic-navi.jp/understand/condition/disability/（2024.7.10 閲覧）

9）長徹二．"アルコール依存症の予後と断酒 3 原則（断酒の 3 本柱）"．物質使用障害とアディクション 臨床ハンドブック．精神科治療学 28 巻増刊号．「精神科治療学」編集委員会編．東京，星和書店，2013，432p.

（松尾 敬太朗）

🔢 ひきこもり

🔍 ひきこもりとは

「社会的ひきこもり（以下、ひきこもり）」は、6カ月以上にわたり、学業・就労など社会参加をせずに自宅にとどまり続けている現象です。

✓ 最新エビデンス

内閣府調査によると、ひきこもり状態にある人（ひきこもり者）の数は国内146万人と推計されています [1]。若年層だけでなく中高年にも見受けられ、80代の親と50代のひきこもり者が同居するという「8050問題（最近では9060問題ともいわれています）」が社会問題となりつつあります。日本だけでなくアジア諸国・欧米など世界中にひきこもり者が存在することが示唆されており、DSM-5-TR™ に初めて「Hikikomori」が収載されるなど、国際的にも注目が高まっています。

従来、ひきこもりは精神疾患と一線を画する現象と捉えられていましたが、本章で紹介したさまざまな精神疾患が併存していることが明らかとなっています。筆者が運営している「ひきこもり研究ラボ@九州大学（ひきこもりラボ）」では、DSM-5® ・ICD-11に基づく「病的ひきこもり」の診断基準を国際的に提唱しており [2]、「病的ひきこもり」を簡便にスクリーニングするための自記式質問票 HiDE-S（Hikikomori Diagnostic Evaluation-Screening Form）を開発しました（p.121 図1）[3, 4]。こうしたスケールを用いて、2019年6月時点でひきこもり状況になかった社会人を対象にオンライン縦断調査を2022年まで複数回実施しました。すると、3割以上が「物理的ひきこもり（在宅ワークなどでの〔非病的ひきこもり〕を含む）」を経験していることがわかりました。意外なことに、社交的で、社会的達成動機が高く、社会的役割を希求し、外交的で協調性が高い人が、コロナ禍における「病的ひきこもり」の潜在的な危険因子ということが明らかとなりました [5]。ひきこもりの病態には生物 - 心理 - 社会的因子が複雑に関与しており（p.199 図1）、時代社会に則した多元的な治療・支援アプローチが求められます。ひきこもりの支援開始は遅れがちなため、早期支援には当事者だけでなく家族へのアプローチが鍵になります。

▶ ひきこもりってどういう疾患?

2020年にひきこもりラボで提唱した「病的ひきこもり」の定義は以下になります [2]。

「病的な社会的回避または社会的孤立の状態であり、大前提として自宅にとどまり物理的に孤立している状態であり、下記の3つをすべて満たす。①自宅にとどまり社会的に著しく孤立している。②社会的孤立が少なくとも6カ月以上続いている。③社会的孤立に関連した、臨床的に意味のある苦痛、または、社会的、職業的、またはほかの重要な領域における機能の障害を引き起こしている。外出頻度が週2〜3回を軽度、週1回以下を中等度、週1回以下でかつ自室からほとんど出ない場合を重度とする(注:夜間コンビニに行く程度の短時間の外出は、外出頻度の回数に加えない)。外出頻度が週4回以上の場合には診断基準を満たさない。期間が3カ月以上で6カ月未満の場合は『前ひきこもり(pre-hikikomori)』とする。」

また、筆者らは病的ひきこもりかどうかを簡便にスクリーニングするための自記式質問票HiDE-S を開発しています(図1)[3, 4]。

▶ 脳と身体に何が起こっている?

ひきこもりの生物学的研究は黎明期にあり、その病態はほとんどわかっていません。ただし、ひきこもり者の血液を解析すると、炎症マーカーであるCRP値が高い、内在性の酸化ストレスマーカーであるビリルビン値が低いことなどが見いだされており、炎症や酸化ストレスの関与が示唆されています [6]。また、血中の代謝物を網羅的に測定するメタボローム解析という方法により、エネルギー産生に重要なアルギニン量がひきこもり者で低いことがわかっています [7]。こうした知見に鑑みると、未来のひきこもりへの支援として栄養療法が期待されます。

▶ どんな治療をする?

●家族への支援

ひきこもり状態(ステージ)に応じたさまざまな支援を行います(図2)[8]。ひきこもり当事者が、最初から相談機関・医療機関を訪れることは滅多にないため、まずは、(同居する)家族への働きかけが大切です。ひきこもりラボでは、「家族が最初の支援者になる!」をスローガンに5つのステップ「ひ・き・こ・も・り」(表1)に基づく教育支援プログラムを開発しました。

「評価(ひょうか)」では、ひきこもりや精神疾患に関する知識を家族に知ってもらいます。「病的ひきこもり」かどうかを評価するためのHiDE-Sの家庭での活用法も伝授します。「聴(き)く」では、支援の出発的となる傾聴のコツを伝えます。「声(こえ)かけ」では、具体的な声かけのコツを伝授します。「求(もと)める」では、ひきこもり支援機関の情報を提供し、専門家を求める際の具体的な方法をロールプレイで練習します。「リラックス」では、

第1章

12 ひきこもり

外出状況とメンタルヘルスに関するアンケート

あなたの生活についてお尋ねします。当てはまる選択肢を選んでください。

1. この1ヶ月間、ゴミ捨てやコンビニに行くといった「短時間の外出」は週に何日ありましたか？

　□$_0$ 週4日以上　□$_1$ 週2〜3日　□$_2$ 週1日以下　□$_3$ まったくない

2. この1ヶ月間、上記「短時間の外出」以外の、仕事や学校、買い物などを含めた「合計1時間以上の自宅からの外出」は週に何日ありましたか？

　□$_0$ 週4日以上　□$_1$ 週2〜3日　□$_2$ 週1日以下　□$_3$ まったくない

3. 「合計1時間以上の自宅からの外出」が週3日以下の状況は、どのくらい続いていますか？
　週4日以上外出している方は、「なし」を選んでください。

　□$_0$ なし　□$_1$ 3ヶ月未満　□$_2$ 3ヶ月以上〜6ヶ月未満　□$_3$ 6ヶ月以上（具体的な期間　　　　　）

4. あなたはこの1ヶ月間の自分自身の外出をどのように捉えていますか？ご自身の主観でお答えください。

　□$_0$ かなり多い　□$_1$ 多い　□$_2$ 普通　□$_3$ 少ない　□$_4$ 極めて少ない

5. この1ヶ月の外出状況によって、つらい感じや、苦しい感じがありますか？

　□$_0$ いいえ　□$_1$ はい

6. この1ヶ月の外出状況によって、寂しい感じや、孤独な感じがありますか？

　□$_0$ いいえ　□$_1$ はい

7. あなたのこの1ヶ月の外出状況によって、家族や周囲の人はあなたのことを心配している様子ですか？

　□$_0$ いいえ　□$_1$ はい

8. あなたのこの1ヶ月の外出状況について、家族や周囲の人はあなたのことをどこかに相談に行っていますか？

　□$_0$ いいえ　□$_1$ はい

9. この1ヶ月の外出状況によって、仕事（学業）や就職活動に支障が出ていますか？

　□$_0$ いいえ　□$_1$ はい

10. この1ヶ月の外出状況によって、家族との関係に支障が出ていますか？

　□$_0$ いいえ　□$_1$ はい

11. この1ヶ月の外出状況によって、交友関係に支障が出ていますか？

　□$_0$ いいえ　□$_1$ はい

12. 現在のあなたの就労や就学の状況について当てはまるものを選んでください。
　複数回答可能です。ひとつも該当しない場合は「なし」を選んでください。

　□$_1$ 学生である　□$_2$ 仕事をしている　□$_3$ 長期休暇中　□$_4$ 休学・休職中
　□$_5$ 浪人・就職準備中　□$_6$ 主婦・主夫　□$_7$ 家事手伝い　□$_8$ 無職　□$_9$ リタイア（定年後）
　□$_0$ なし

図1 ひきこもり診断スクリーニング票 HiDE-S
　　（Hikikomori Diagnostic Evaluation-Screening Form）

HiDE-Sの使用方法：質問2と質問3で「物理的ひきこもり」の程度とその期間を評価する。質問5から質問11の中で、1つでも「はい」があれば「病的ひきこもり」の可能性ありと評価する。質問2と質問3で「物理的ひきこもり」の基準を満たしても、質問5から質問11のすべてが「いいえ」であれば「非病的ひきこもり」の可能性ありと評価する。

（文献3、4より転載）

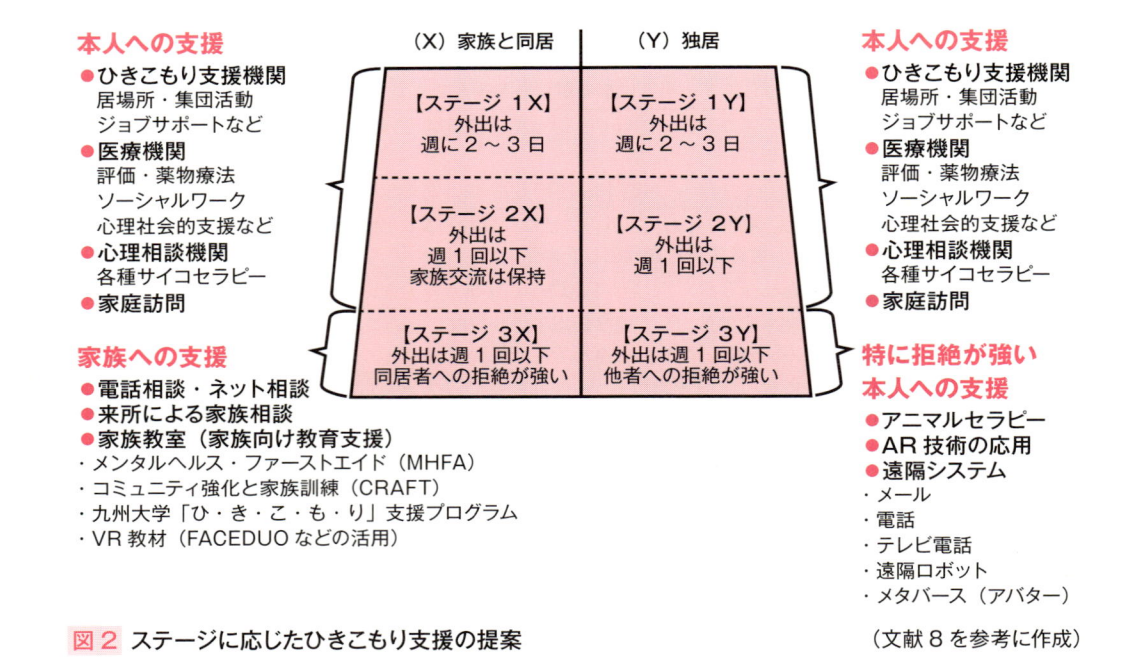

本人への支援
- ●ひきこもり支援機関
  居場所・集団活動
  ジョブサポートなど
- ●医療機関
  評価・薬物療法
  ソーシャルワーク
  心理社会的支援など
- ●心理相談機関
  各種サイコセラピー
- ●家庭訪問

家族への支援
- ●電話相談・ネット相談
- ●来所による家族相談
- ●家族教室（家族向け教育支援）
- ・メンタルヘルス・ファーストエイド（MHFA）
- ・コミュニティ強化と家族訓練（CRAFT）
- ・九州大学「ひ・き・こ・も・り」支援プログラム
- ・VR 教材（FACEDUO などの活用）

（X）家族と同居　（Y）独居

【ステージ 1X】
外出は
週に 2 〜 3 日

【ステージ 1Y】
外出は
週に 2 〜 3 日

【ステージ 2X】
外出は
週 1 回以下
家族交流は保持

【ステージ 2Y】
外出は
週 1 回以下

【ステージ 3X】
外出は週 1 回以下
同居者への拒絶が強い

【ステージ 3Y】
外出は週 1 回以下
他者への拒絶が強い

本人への支援
- ●ひきこもり支援機関
  居場所・集団活動
  ジョブサポートなど
- ●医療機関
  評価・薬物療法
  ソーシャルワーク
  心理社会的支援など
- ●心理相談機関
  各種サイコセラピー
- ●家庭訪問

**特に拒絶が強い
本人への支援**
- ●アニマルセラピー
- ●AR 技術の応用
- ●遠隔システム
- ・メール
- ・電話
- ・テレビ電話
- ・遠隔ロボット
- ・メタバース（アバター）

図2 ステージに応じたひきこもり支援の提案　　　　　（文献 8 を参考に作成）

表1 家族が最初の支援者になるために身に付けたい 5 つのステップ
「ひ・き・こ・も・り」

ひ	評価（ひょうか）	ひきこもり状況の理解
き	聴（き）く	傾聴による相談しやすい居場所づくり
こ	声（こえ）かけ	適切な声かけによるポジティブな行動変化
も	求（もと）める	状況に応じて専門家に支援を求める
り	リラックス	リラックスできる家庭での取り組み

「家族が笑顔を取り戻す！」をスローガンに、当事者のセルフケアだけでなく家族自身が自分自身をねぎらうことの大切さを伝えていきます。

●**本人への支援**

　家族支援などを経て、ひきこもり者本人が直接受診するようになれば、本格的な本人への支援が始まります。まずは、何より評価が大切です。何らかの精神疾患が併存している場合、該当する精神疾患のガイドラインに則した治療が求められます。薬物療法では、精神病圏には抗精神病薬、気分障害圏には抗うつ薬や気分安定薬、ADHD には神経刺激薬、そして多くのひきこもり症例においては昼夜逆転など睡眠リズムの乱れがあるため、睡眠薬が用いられることもあります。

　また、多くの症例において心理社会的因子が大きく影響しており、薬物療法を実施するに

しても心理社会的支援の併用が鍵になります。自己肯定感が低く自己否定的な認知が強いひきこもり者には、まずは認知行動療法的アプローチがよいでしょう。自己愛・依存・回避といったパーソナリティ傾向があり、「生きづらさ」「居場所のなさ」を強く持っているひきこもり者には、時間を要しますが、精神分析的アプローチが効果的です。

　回復に応じて、個人から集団での治療・活動も取り入れます。集団精神療法では、苦悩を共にするひきこもり者同士が集い、対人交流スキルを向上させることができ、居場所にもなっています[9]。対人交流スキルや就労能力を習得・向上させるためには、デイケア、サポステ（地域若者サポートステーション）、就労移行支援事業所などでの SST などの作業療法が効果的です。最近では非対面による VR（Virtual Reality）やメタバースを用いた SST 支援プログラムも開発されており、直接人と会うことに戸惑いを持ちやすいひきこもり者への導入が期待されています。

ひきこもり の長期化を防ぐための ＼アセスメントのポイント／

　多くの場合、ひきこもりのスタートは、学校や職場に行かなくなることです。心の不調がなくても社会生活から物理的に離れることは、孤立・孤独を招きやすく、うつ病など精神疾患のリスクを高めます。

　心の不調が生じたとしても精神疾患への偏見があると、精神科の受診を戸惑うことが考えられます。こうした方々は、セルフケアとしてアルコールあるいはゲーム・スマホといった "モノ" で気晴らしをしがちです。したがって、ひきこもり的な状況が生じた際には、本人が心の不調を訴えていなくても、こうした "モノ" への依存傾向が出てきたら注意しましょう。背後に心の不調があるかもしれないことを前提とした、サポーティブな声かけが効果的です。

　ひきこもりの定義は「6 カ月以上」となっていますが、2～3 カ月間にわたりひきこもり的な状況が続けば、「見て見ぬふり」をせずに何らかの支援を開始することがひきこもりの長期化予防につながります。

治療につなげる には どう伝える？

　家族が最初の支援者になるための 5 つのステップ「ひ・き・こ・も・り」（表1）の「声（こえ）かけ」のパートを紹介します。まずは、支援者自身（家族）が当事者を心配していることを伝えます。親としては、つい「いい加減これから先のことを考えたら？ みんなはもう働いているのよ！ いつまでもこんな調子じゃ、何にもならないで

しょ。親だって、いつまでも助けられないんだから」と非難してしまいがちです。こうした批判したくなる気持ちは、ちょっと脇に置きましょう。声かけのポイントは「相手（ひきこもる当事者）」ではなく「私（家族）」を主語にして話すことです。そして、「みんな」「普通」という言葉を極力使わないことも、劣等感・自己肯定感の低いひきこもり者には大切です。例えば「ずっと家にいると、きつくなるんじゃないかって、お母さん（私）、心配なんだけど。どうかな？」「お母さん（私）にはつらそうに見えるんだけど、大丈夫？ もし、調子が悪かったら、どこか相談に行ってみない？ きっと楽になれると思うよ」といった具合に優しく声をかけてみてください。

 疾患の理解につながる 本・映画

- みんなのひきこもり（加藤隆弘、木立の文庫、2020年刊行、224p）
- CRAFT ひきこもりの家族支援ワークブック［改訂第二版］：共に生きるために家族ができること（境 泉洋・野中俊介・山本 彩・平生尚之、金剛出版、2021年刊行、280p）
- 扉のむこう（ローレンス・スラッシュ監督、日本、2008年公開）

引用・参考文献

1) 内閣府. こども・若者の意識と生活に関する調査（令和4年度）：第3部 調査結果の概要Ⅱ. 2023. https://warp.da.ndl.go.jp/info:ndljp/pid/13024511/www8.cao.go.jp/youth/kenkyu/ishiki/r04/pdf/s3.pdf（2024.8.6閲覧）
2) Kato, TA. et al. Defining pathological social withdrawal : proposed diagnostic criteria for hikikomori. World Psychiatry. 19（1）, 2020, 116-7.
3) Teo, AR. et al. The Hikikomori Diagnostic Evaluation（HiDE）: a proposal for a structured assessment of pathological social withdrawal. World Psychiatry. 22（3）, 2023, 478-9.
4) ひきこもり研究ラボ＠九州大学. 病的ひきこもり国際診断基準の提案. https://www.hikikomori-lab.com/tools/pathological_ja（2024.8.6閲覧）
5) Huang, KL. et al. Unexpected risk factors of pathological hikikomori during the COVID-19 pandemic among working adults initially without social isolation : A longitudinal online survey. Psychiatry Clin Neurosci. 78（5）, 2024, 332-4.
6) Kyuragi, S. High-sensitivity C-reactive protein and bilirubin as possible biomarkers for hikikomori in depression : A case-control study. Psychiatry and Clinical Neurosciences. 77（8）, 2023, 458-60.
7) Setoyama, D. et al. Blood metabolic signatures of hikikomori, pathological social withdrawal. Dialogues Clin Neurosci. 23（1）, 2022, 14-28.
8) Kato, TA. et al. Hikikomori : Multidimensional understanding, assessment, and future international perspectives. Psychiatry Clin Neurosci. 73（8）, 2019, 427-40.
9) 加藤隆弘. 逃げるが勝ちの心得：精神科医がすすめる「うつ卒」と幸せなひきこもりライフ. 京都, 木立の文庫, 2023, 224p.

（加藤隆弘）

ストレス関連疾患

1 ストレス関連疾患とは

▷ はじめに

　現代が「ストレス社会」といわれるようになりだいぶ経ちますが、近年ではさらに情報化が進み、SNS などのコミュニケーションツールが身近になり、情報過多、コミュニケーション疲れ、選択肢が多いことによる決断疲れなど、ストレス要因はますます増加しているように思います。心身一如という言葉に表されるように心と身体は相互に関連し、ストレスの影響を受けます。ここでは、ストレスの要因やストレス反応、ストレス関連疾患について概説します。

▷ ストレスとは

　ストレスとは、刺激によって心身に生じるゆがみのことです。原因となる刺激を「ストレッサー」といい、ストレッサーに適応しようとする心身の反応を「ストレス反応」といいます。

● ストレスの要因
　ストレスの要因はさまざまで、一般的に下記のようなものが挙げられます。
- ◆ 環境的要因：気温、気圧、湿度、騒音、臭気、花粉、ウイルス、災害など
- ◆ 身体的要因：病気、けが、疲労、睡眠不足、栄養不足など
- ◆ 心理的要因：自己否定感、孤独感、不安・緊張感、怒り、妬みなど
- ◆ 社会的要因：対人関係・家族関係、死別・離別、孤立、多忙、重責、経済的問題など

　外部からの過度なプレッシャーや要求、内面的な期待と現実とのギャップなどのアンバランスもストレッサーになります。また、転居、結婚、昇進、進学などのようなライフイベントにおける環境の変化は、本人にとって良い方向性であってもストレッサーになることがあります。生活変化とストレス度についてはホームズらの社会的再適応評価尺度[1]も参考になります。

● ストレス反応
　一時的なストレスは軽度なものであれば心身を活性化させますが、重度なものの場合は急性ストレス反応として、不安、不眠などの症状を起こす原因となります。また、ストレスが長期間続いて慢性ストレスになると、ストレス関連疾患の発症や増悪の原因となります。

　ハンス・セリエは、生物がさまざまなストレスに対して一貫した反応を示すことを発見しました[2]。セリエはこの一般的な反応パターンを「汎適応症候群（General Adaptation Syndrome）」と呼び、以下の 3 つの時期があると説明しています（図 1）[2]。

1）警告反応期（Alarm Reaction）
　最初のストレス反応の時期です。いったん抵抗力が低下しますが、すぐに自律神経系や免

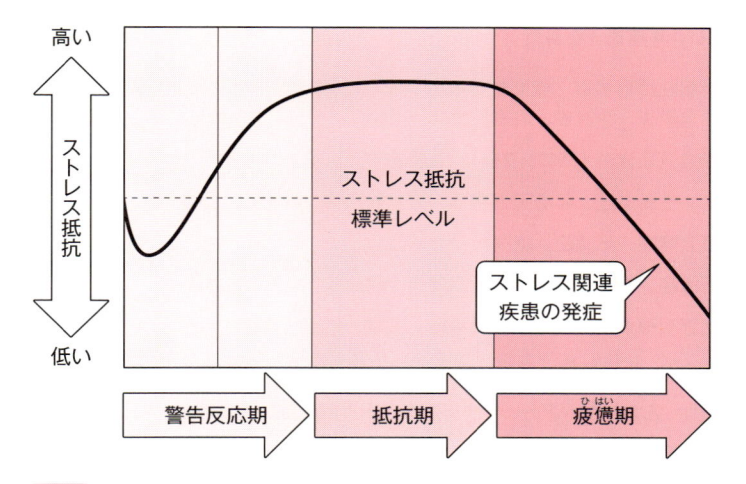

図1　ストレス反応の3相期
ストレスが続いたときのストレス抵抗力の推移を表す。

（文献2を参考に作成）

疫機能が活性化し、ホルモンの分泌が増加することで、身体の防御機構が活性化します。危機に際して戦ったり逃げたりする体制を整える反応であることから、「闘争 - 逃走反応」（fight or flight respons）とも表現されます。

2）抵抗期（Stage of Resistance）

ストレッサーへの適応反応が完成し、持続的なストレッサーとストレス耐性が拮抗している安定した時期です。しかし、この状態を維持するためにはエネルギーが必要です。

3）疲憊期（Stage of Exhaustion）

長期間にわたる慢性的なストレッサーへの適応が続くと、エネルギーが枯渇し、心身の機能が低下する疲憊期になります。この時期には、自律神経やホルモン、免疫機能が低下し、ストレス関連疾患を発症します。

これはセリエのストレス学説（Selye's Stress Hypothesis）として知られており、慢性的なストレスが心身に与える影響を理解するための基盤となっています。抵抗期が短ければ、ストレッサーが減少・消失することで心身の状態は自然と元に戻りますが、抵抗期が長期間にわたるとストレッサーが減少・消失したとしてもそのまま疲憊期に移行し、ストレス関連疾患を発症します。過去のストレスが時間差で現在の疾患に影響する可能性もあることを念頭に置き、聴き取りを行っていくとよいでしょう。

▶ ストレス関連疾患とは

ストレスは、第1章で解説されているうつ病、適応障害、不安症、睡眠障害、アルコール使用症などの精神疾患の発症や持続増悪にも関連しますが、身体疾患や身体症状にも関連し

表1 主なストレス関連疾患（心身症）

消化器系	過敏性腸症候群、機能性ディスペプシア、心因性嘔吐、慢性胃炎、胃・十二指腸潰瘍、逆流性食道炎、呑気症、潰瘍性大腸炎
呼吸器系	過換気症候群（パニック症）、気管支喘息、心因性咳嗽
循環器系	本態性高血圧、非心臓性胸痛、冠動脈疾患、狭心症、不整脈
内分泌代謝系	摂食障害、肥満症、糖尿病
整形外科領域	腰痛症、疼痛性障害、線維筋痛症、関節リウマチ、肩凝り
神経系	緊張型頭痛、片頭痛、自律神経失調症、斜頸、書痙
耳鼻科領域	メニエール症候群、突発性難聴、咽喉頭異常感症、耳鳴り
皮膚科領域	慢性じんましん、アトピー性皮膚炎、円形脱毛症、帯状疱疹
婦人科領域	更年期障害、月経前症候群、性交痛
泌尿器科領域	過活動膀胱、心因性インポテンス
口腔領域	顎関節症、舌痛症、非定型歯痛、ドライマウス、口唇ヘルペス
眼科領域	眼精疲労、本態性眼瞼けいれん

ています。心理社会的ストレスがその発症や経過に密接に関連する身体疾患や身体症状を「心身症」といいます。表1に主なストレス関連疾患（心身症）を挙げます。

表1のとおり、ストレス関連疾患は広範囲の疾患領域にわたります。症状を軽減していくためには、それぞれの疾患の診療科と連携し、ストレス要因を軽減したり、ストレス抵抗性（レジリエンス）を向上させたりするアプローチを行います。

引用・参考文献

1) Holmes, TH. et al. The Social Readjustment Rating Scale. J Psychosom Res. 11 (2), 1967, 213-8.
2) Selye, H. The stress of life. revised edition. New York, McGraw-Hill, 1956, 111-2 (Paperback Edition. 1978).

（柴田舞欧）

2 ストレス関連疾患の 代表的な治療・アプローチ

▷ はじめに

　ストレス関連疾患の治療は、身体的な治療と心理的な治療を患者さんの症状やストレス要因に応じて組み合わせて行っていきます。そのためには、患者さんの話を否定したり安易なアドバイスをしたりせずに常に味方であるというスタンスで傾聴し、丁寧に病態を説明し、信頼関係を築くこと（ラポール形成）が土台として必要です。同時に、どのような自分になりたいかを聴取し、現実的な治療目標を設定します。完全な治癒を目指すより、まずは症状があっても日常生活に支障のないレベルを目指すことが多いです。

　また、心理社会的背景を広く深く聴取し、ストレス要因と身体症状の関連（心身相関）を明らかにしながら、どの要因にどのようにアプローチしていくのかを決めていきます。このプロセスは、治療者が病態と治療法、期待できる効果について丁寧に説明し、患者さん自身が治療法を選択していく「患者さん中心の医療（patient-centered care）」で行っていくことで、動機づけにもつながります。医療者と患者さんは伴走しながら協力して進んでいくチームであるというイメージを持つとよいかもしれません。以下に、代表的な治療・アプローチをその目的別に概説します。

▷ 心を支える

● 支持的精神療法（カウンセリング）

　患者さんの話を傾聴し、自分自身で問題に気づき、解決していけるようにカウンセリングを行います。ストレスエピソードのなかでそのときどのように感じたか、感情にフォーカスして傾聴していきます。自分自身でも気づいていなかった感情に気づくことで、その後の行動や解決の手がかりになります。そのような状況ではそう感じて当たり前であると患者さん自身の感情や気持ちを認証する（受けとめる）ことで、適応的行動や問題解決に向かう勇気が出るようです。治療者が患者さんの安全地帯となって、安心して社会と行き来できるように心がけます。心療内科ではほとんどすべての患者さんに実施している基本の治療法です。

▷ 身体に働きかける

● 身体的治療

　各疾患や症状に応じた身体的治療や対症療法を行います。心療内科や精神科の医師が行うこともありますし、各診療科と連携して治療していくこともあります。必要に応じて適宜検査を実施することで安心感につながります。根本的な治療にならなくても対症療法で少し症

状が緩和するだけで、前向きな気持ちになることができます。

●薬物療法

　症状に応じて、睡眠薬、抗不安薬、抗うつ薬、漢方薬などを使用します。ほかの治療法と併用し、困難な時期を乗り切るための使用にとどめ、病状の回復に伴い、減薬・服薬終了します。飲み始めたらやめられないのではと不安に思っている患者さんが少なくないため、一時的に薬の力を借りるという説明をすることもあります。

▶ 環境に働きかける

●環境調整

　環境の影響が大きい場合は、環境調整を行います。仕事や学校を休めるように診断書を作成したり、主婦であれば家族面談を行い、家事の負担を減らすように協力を仰いだりします。経済的な問題がある場合は、社会的支援や医療費補助を受けられるようにソーシャルワーカーや自治体と連携し、生活の安定を目指します。

▶ 心身のバランスを整えてリラックスする

●自律訓練法

　自分自身への自己暗示によって、手足の温かさや重さを感じることでリラックスできるリラクセーション法です。対人緊張が強く常に身体に力が入っているようなタイプや、不安感で交感神経が亢進しているようなタイプの人に提案します。1日3回、3セットずつ行うことが多いので、特に真面目な人は習得が早く効果的です。

●空間感覚練習

　自律訓練法の1つですが、目と目の間の空間を想像する、耳と耳の間、肩と肩の間、というように頭から足まで順番に身体の間の空間に注意を向けていきます。ほかの練習が難しい人でも比較的簡単に取り組めるリラクセーション法です。

●ボディスキャン

　マインドフルネスで用いられる全身の部位の一つひとつに順番に注意を向けていく方法です。注意がそれても元に戻って続けます。身体感覚が正確になったり、余計な考えやとらわれに振り回されることが減ったりします。

●漸進的筋弛緩法

　両肩を上げて力を入れてから力を抜くというふうに身体の部位ごとに力を入れてから脱力します。緊張などで身体の力の抜き方がわからない人などに勧めます。比較的簡単に行えるので治療初期でも導入しやすい方法です。

●バイオフィードバック

　血圧や脈拍、脳波などを測定しながらそれらの数値が下がって安定するように、自分自身

でリラックス状態（副交感神経が優位な状態）を目指してもらう方法です。上記のリラクセーション法を組み合わせて行うこともあります。

●補完代替療法

　瞑想、ヨガ、催眠療法、鍼治療、マッサージ、アロマテラピーなども併せて行うことがあります。

▷ 認知面（考え方や思考パターン）に働きかける

●セルフモニタリング

　身体症状やそのときの気持ちを日記などに記録することで、自分自身の状態を観察します。例えば、肥満の治療では食事内容をすべて記録する、パニック症では症状が起きたときにリアルタイムで心身の状態を記録するなど、疾患に特化した方法もとられています。自分自身で心身相関や問題点に気づくことで解決につながるきっかけをつかみます。治療者側にとっても記録を見せてもらうことで、患者さんの状態や得手不得手、考え方の特徴や知的レベルまでわかるので治療に役立ちます。

●認知行動療法

　思考パターンや行動を変えることで、症状を軽減する方法です。思考記録用紙を用いて行う認知再構成法（コラム法）や摂食障害に対する認知行動療法のような疾患に対応したものもあります。認知再構成法は宿題をきちんとやってくるような真面目で几帳面なタイプには向いていますが、根気のない人には難しいかもしれません。

●マインドフルネスストレス低減法

　瞑想やヨガを通じて、現在の瞬間に集中し、ストレスを軽減する方法です。過去の後悔や将来の不安などの思考がとめどなく広がって疲れてしまう人、自己否定感や恐怖感へ落ちていくような人へ勧めることが多いです。呼吸に注意を向け、何も起きていない今この瞬間に注意を戻すことで、安心感を得ることができたり、とらわれが減ったりし、ストレス事象に振り回されないようになります。この治療法は誰にでもできるところが長所ですが、飽きっぽい人は続かないため、継続できるように支援していく必要があります。

●アクセプタンス＆コミットメント・セラピー（ACT）

　あるがままを受け入れ（受容）、心を柔らかくして（心理的柔軟性）、自分は何を大切に思っているかを見つめ直し（価値の確認）、効果的な行動をしていくという一連のプロセスを練習します。生き方を見つめ直す本格的な治療です。

▷ 行動面に働きかける

●生活の改善

　日常生活のなかで工夫できることを共に考えます。いきなり心理的な話に入るより話し合

いやすいため、治療の導入初期に適しています。

1）睡眠習慣

　睡眠は健康回復の基本です。睡眠時間や質の確保を目指します。寝具や照明、室温などを工夫して快適な睡眠環境を整えます。適宜、睡眠薬も使用します。

2）食習慣

　バランスのとれた食生活を目指します。自炊が難しい人には宅食を提案することもあります。カフェインやアルコールの摂り過ぎにも注意します。

3）運動習慣

　気晴らしになるような運動習慣を取り入れます。過活動傾向の人には逆に運動を減らすようにアドバイスすることもあります。

4）入　浴

　入浴時の湯温を高すぎないように設定し、ゆっくりお湯につかることを勧めます。

5）スケジュール管理

　多忙な人は先々まで予定を詰め込まないようにしてもらい、何もしない日、何もしない時間を増やします。休養をとり、疲れる予定は減らして、リラックスできることを増やし、心と身体の回復を目指します。作業をする際も 10 分行って 10 分休むなど、一気に作業をして疲れてしまわないようにペーシングを取り入れます。

●行動活性化

　症状や、症状が起こるのではないかという不安から、引きこもって何もできなくなってしまうような人や楽しみがなくなってしまった人にお勧めします。過去に行っていた趣味や興味について尋ね、何か再開できるものや新しくやってみたいものを見つけます。少しずつチャレンジしていき、カウンセリングのなかでやってみたことや感想を聞きます。楽しく話ができるようになれば成功ですので、どんどん進めます。活動記録を付けてもらうこともあります。

●行動療法

　症状や、症状が起こるのではないかという不安からできなくなってしまった行動をなるべくたくさん挙げてもらいます。それぞれの行動の不安度に 0〜100 点で点数を付けてもらい、不安度の低いものからチャレンジしていきます（不安階層表）。できなくても、やろうとしてみたことだけでも進歩であるため、ほめてサポートします。症状があっても活動できるところを目指します。

▶ 人間関係に働きかける

●家族療法

　ストレス要因に家族の影響が大きい場合に取り入れます。家族全体の機能が低下している

状態と考え、誰か1人を責めないように注意しながら、家族全体を支えます。家族に協力してもらい、治療者のいる場で患者さんが自分の気持ちを家族へ伝えたり、家族も患者さんの気持ちを受け止めたり、気持ちを伝えたりします。患者さんが直接伝えることが難しければ、家族への手紙を作成して伝えることもあります。

●内観療法

外部の刺激の入らない静かな空間で、今までの人生を集中的に振り返ります。自分と関わりの深かった人（父、母、兄弟姉妹、配偶者など）に対して、「お世話になったこと」「して返したこと」「迷惑をかけたこと」を幼少期から順番に思い出して記録します。それほどひどいことはされていないのに身近な人への不満が減らないときに取り入れていくと、忘れていたことを思い出すことで、相手への気持ちや考え方が変わってきます。

●アサーショントレーニング

対人関係で適切な自己主張ができるように練習するソーシャルスキルトレーニングの1つです。自分自身の考えや意見を持っているにもかかわらず、相手に伝えることができなかったり、主張しすぎて軋轢が生じたりするような人に勧めます。自分自身も相手も大切にしながら、考えや意見を伝え合い、互いに満足できる状態に落としどころを持ってくることができるように練習します。

●交流分析

患者さん自身の交流パターンの特徴をつかんだり、人との交流のなかで陥りやすいコミュニケーションのすれ違いを分析したりすることで、対処法を探ります。特定の立場の人（目上の人、目下の人など）とうまくいかない交流パターンを繰り返す場合に導入します。

▶ 心の奥底の原因を探っていく

●精神分析

心に浮かんだことを次々と話してもらい（自由連想法）、心の底にある葛藤と向き合います。過去や幼少期のトラウマ体験などが想起されることがあり、根深い問題を抱えている人や表面的には何も問題がないのに治療が進展しない人に導入します。支持的精神療法が自然と精神分析療法のように深まっていくこともあります。

▶ 心を解きほぐす

言葉によらない（非言語的）アプローチで、内面を自由に表現する方法です。言葉によるアプローチだと表面的な会話になる人や、言葉での表現が苦手な人に勧めています。子ども心を刺激することで、本来の欲求を思い出す良いきっかけになることもあります。

●箱庭療法

砂が入った水色の箱に人や自然や物のおもちゃを置いて風景を作ってもらいます。川や池

を表現したり、家族の風景を表現したり、怖かった夢の風景を再現したりなど、人によって作るものはさまざまです。表現することでストレスが軽減したり、作品を通した会話のなかで治療のきっかけをつかんだりします。

● 芸術療法

　絵や漫画を描いたり、歌を歌ったり、楽器を演奏したり、粘土で何か作ったりするなどして、自由に表現してもらいます。患者さん本人の趣味や好みに合わせて本人が楽しめる方法を取り入れます。どんな作品でもできたことやチャレンジしたことを治療者はほめて支えます。患者さん本人に何を表現したかを詳しく聞くことで治療のきっかけにもなります。

▶ まとめ

　上記は理解しやすいように目的別に分類していますが、同じ治療法でも異なる目的で使用することもあります。患者さんをよく観察し、どんなことが好きか、過去にどのような趣味やスポーツをしていたか、真面目なタイプか飽きっぽいタイプか、得意なことや苦手なことなどを把握し、患者さんのタイプに合わせて治療法を提案していきます。基本的には心を支えるアプローチを中心に、身体的治療を行いながら、そのほかのアプローチを組み合わせて多面的なアプローチを行います。各疾患に特化した治療法もあります。各論では各疾患の特徴に合ったアプローチを紹介していきます。

（柴田舞欧）

❸ 頭痛（筋緊張型頭痛・片頭痛）

🔍 頭痛とは

　頭痛は、程度の差こそあれ誰しもが経験したことがあるのではないでしょうか。日本人のうち約 4,000 万人が慢性頭痛を有していると推定されています。頭痛というものは目に見えてわかるものではありません。そのため、頭痛による苦しみは本人しかわからず、なかなか他人から理解してもらえないものです。頭痛で仕事や学校を休むと、サボっていると誤解されることもあり、不登校や退職の原因となってしまうこともあります。「頭痛 ＝ ありふれた軽い症状」というイメージが、片頭痛を持つ患者さんの約 70%が医療機関を受診したことがなく、約 50%が市販薬のみを服用しているという結果にもつながっていると考えられます[1]。

✓ 最新エビデンス

　慢性頭痛の 1 つに片頭痛があります。片頭痛の治療は、従来トリプタン製剤という片頭痛専用の薬が主体でしたが、治療効果が得られなかったり、使用回数が多かったりする患者さんが一定数いました。そのような患者さんには予防薬を投与しますが、片頭痛専用の薬ではなく、抗てんかん薬や抗うつ薬、降圧薬などほかの用途で使われている薬を使用します。しかし、それでも改善に乏しく頭痛に悩む患者さんがある程度いました。2021 年からは片頭痛予防薬として注射治療薬（抗 CGRP〔Calcitonin Gene-Related Peptide〕抗体のガルカネズマブやフレマネズマブ、抗 CGRP 受容体抗体のエレヌマブ）が発売され、多くの患者さんが頭痛頻度の低減を実感しています。

　また、従来は頭痛があるときの治療が注目されていましたが、近年では頭痛がないときも、「頭痛が起こるかも」と予定を入れることができず、日常生活に支障が出ていることがわかり、頭痛がないときの状況も含めてみていくことが重要となってきています。

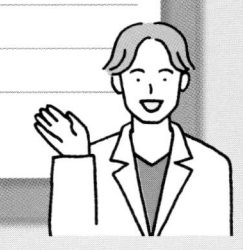

▶ 筋緊張型頭痛ってどういう疾患?

　頭痛は、くも膜下出血や脳出血、脳腫瘍、動脈解離などの脳で異常が起こることで生じる命の危険がある二次性頭痛と、脳に異常がなく、命とは関わりない一次性頭痛に分かれます。一次性頭痛のなかで緊張型頭痛は最も多い割合を占めています。頭痛自体は 30 分〜7 日間続き、圧迫されたり、締め付けられたりするような非拍動性の痛みです。特徴は、身体を動かすと少し楽になることです。そのため、仕事や学校にはなんとか行くことができます。

▶ 筋緊張型頭痛では脳と身体に何が起こっている?

　緊張型頭痛は最も多い頭痛ですが、正確な発症機序はいまだ不明です。慢性緊張型頭痛では、運動負荷による僧帽筋の血流増加が乏しいことが示され、中枢神経系の過興奮による交感神経性血管収縮の関与も考えられており、中枢性疼痛メカニズムがより重要な役割を果している可能性が高いことが明らかになりつつあります[2]。

▶ 筋緊張型頭痛ではどんな治療をする?

　頭痛がみられる場合は、非ステロイド性抗炎症薬（non-steroidal anti-inflammatory drugs；NSAIDs）を使用することで高い鎮痛効果が得られます。また、肩凝りが強い場合は筋肉の緊張を和らげる筋弛緩薬を併用することもあります。頭痛の頻度が高い患者さんには、三環系抗うつ薬や抗不安薬が有効であり、定期的に内服してもらい、頭痛の頻度を減らすようにします。複合的な症状がみられる場合は、漢方薬を併用することで鎮痛薬を使う頻度や量を減らせることもあります。

　薬で頭痛は緩和されますが、日ごろの生活から対処していくことで、頭痛を起こりにくくすることが大切になります。筋肉の凝りをほぐすために、マッサージやストレッチなどをして身体全体をほぐすと頭痛の解消につながります。緊張型頭痛は筋肉の血流を良くすることが重要であるため、凝った部分を温湿布やホットタオルで温めたり、ゆっくりと入浴することで血流が良くなって、頭痛が解消しやすくなります。

　また、ストレスがたまると身体全体に力が入ってしまいます。日ごろからストレスを解消できるよう心がけていきましょう。

Column

市販薬の使用における注意

　市販薬はドラッグストアで気軽に購入でき、頭痛があるときにすぐ飲むことができます。しかし、気軽に手に入りやすい分、薬物が手放せなくなり、安心から乱用してしまう場合があります。市販薬は、多くが合剤であり、催眠鎮静薬やカフェインなど薬物依存が問題になる成分が含まれています。月に10日以上の使用が3カ月以上続いていると薬物乱用状態になってしまうため、注意が必要となります。

▶ 片頭痛ってどういう疾患？

　片頭痛とは、頭痛発作を繰り返す疾患で、発作は4〜72時間持続します。頻度は数カ月に1回の人もいれば、2〜3日に1回の人もいます。片側に起こり、ガンガンとする拍動性の痛みがあり、動くことで頭痛が増悪するため、動けずに寝込むようになってしまうことが特徴です。悪心・嘔吐を繰り返すこともあります。日常の音がうるさく感じたり、部屋の明かりでさえもまぶしく感じたり、においに敏感になったりする前兆症状を伴うことが特徴的ですが、伴わない人もいます。

▶ 片頭痛では脳と身体に何が起こっている？

　片頭痛の病態生理についてはいまだ確定的な機序は示されていませんが、従来より、血管説、神経説および三叉神経血管説が病態仮説として提唱されてきました。現在では、三叉神経血管系や、脳幹部の下行性疼痛抑制系および各種神経ペプチドが片頭痛に重要な役割を果たしていると考えられています。特に、セロトニンおよびその受容体や三叉神経終末から放出されるCGRPが、片頭痛発作と疼痛に密接に関与している可能性が高いと考えられています[2]。

▶ 片頭痛ではどんな治療をする？

　片頭痛の治療は急性期治療と予防治療に分けられます。

●急性期治療

　急性期治療では、薬物療法が中心となります。治療薬としては、軽度〜中等度の頭痛に対してはNSAIDsを使用します。中等度〜重度の頭痛、また軽度〜中等度の頭痛でも以前に

NSAIDs の効果がなかった場合には、トリプタン製剤の使用が推奨されます。トリプタン製剤の服用のタイミングとしては、軽度の頭痛時か頭痛発作早期（発症から 1 時間くらいまで）が効果的とされています。

● 予防療法

片頭痛発作が月に 2 回以上あるいは 6 日以上ある患者さんには、予防療法が推奨されます。予防薬としては、抗てんかん薬、抗うつ薬、β 遮断薬、Ca 拮抗薬などが使用されます。それでも予防効果がみられない際には、片頭痛予防薬として注射治療薬（ガルカネマブ、フレマネズマブ、エレヌマブ）が使用され、高い予防効果がみられています。

頭痛の徴候に支援者が気づくための＼**アセスメント**の**ポイント**／

　頭痛があって横になって休みたいと思っても、仕事や家事、育児などしなければならないことがあると、頭痛への対処は後回しになりがちです。その結果、頭痛がひどくなって寝込んだり嘔吐を繰り返すようになったりして、初めて周囲の人が気づくことも多々あります。身近な人が、いつもの仕事や家事をこなせなくなっている際は、「大丈夫？」とひと声かけることで、頭痛があることを打ち明けやすくなるかもしれません。周囲の人が仕事や家事を代わって、本人が休みやすい環境を整えることも大切です。頭痛の頻度が高い場合は、医療機関への受診を促すとよいでしょう。

治療につなげるには **どう伝える？**

　頭痛は目に見えるものではなく、他人には本人の痛みをなかなか理解しがたいものです。目に見えないからこそ、本人から頭痛に関して詳しく聞く必要があり、問診が非常に重要になります。ただ単に医療機関から処方された鎮痛薬を内服するのではなく、生活リズムやストレスに感じていることを具体的に聞くことで、頭痛を起こしにくくするアプローチが可能となります。「頭痛が起きたから薬で治める」ではなく、「頭痛が起きないよう工夫する」ことで頭痛の悩みから解消されたと感じることができると考えられ、本人としても頭痛が起こるかもしれないという不安から解放されます。

最近ずっと頭が痛いんです。

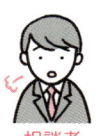

相談者

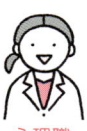
心理職

それはおつらいですね。頭のどこらへんが痛みますか？

右のこめかみあたりがズキズキします。
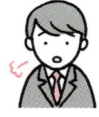

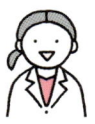
どんなときに痛みますか？

天気が悪いときや、寝不足のときとか、疲れがひどいときにみられます……。
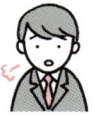

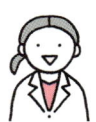
そうなんですね。疲労感が強いときや、寝不足のときは、早く寝ることを心がけて、身体のケアにつなげていきましょう。仕事はどうですか？

最近、通勤で長い距離を運転するようになりました。これが関係しているんでしょうか？
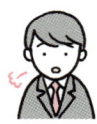

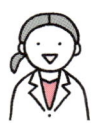
長距離の運転で筋肉の緊張が出ているのかもしれませんね。毎日ストレッチやマッサージをして身体全体をほぐすと、痛みも和らいでいくと思いますよ。ひどい場合は、医療機関を受診してみてはどうでしょう。薬の処方だけではなく、生活の送り方を一緒に考えてくれますよ。

引用・参考文献

1) Takeshima, T. et al. Population-based door-to-door survey of migraine in Japan：the Daisen study. Headache. 4（1）, 2004, 8-19.
2) 慢性頭痛の診療ガイドライン作成委員会編. 慢性頭痛の診療ガイドライン 2013. 2013. https://www.jhsnet.net/GUIDELINE/gl2013/gl2013_main.pdf（2024.5.8 閲覧）

（白水寛理）

第2章

③ 頭痛（筋緊張型頭痛・片頭痛）

4 摂食障害

🔍 摂食障害とは

摂食障害とは、「食べる」という行動に何らかの異常があり、日常生活に支障をきたしている疾患です。異常の例として、必要な食事量を摂取できない、コントロールできずに食べすぎる、食べた物を意図的に吐いてしまう、などが挙げられます。その背景には「体重を増やすことが怖い」「食べ物を詰め込まないと気持ちが落ち着かない」といった心理的な苦しさがあります。病状が進行すると、身体的な影響（極度の低体重や脱水など）と心理的な影響（抑うつや強迫性など）が大きくなるため、心と身体の両方の治療が必要になります。食べ方から拒食症や過食症と呼ばれることがありますが、正式な疾患名は神経性やせ症、神経性過食症などといいます。

✓ 最新エビデンス

日本では、1982年、1992年、2002年に京都の高校生・大学生を対象とした調査があり、2002年における神経性やせ症（低体重を伴う）の有病率が0.43%、神経性過食症（体重は正常〜肥満）の有病率が2.32%であり、20年前、10年前と比較して年々増えています。基本的には治る疾患ですが、一部に長期化する人や亡くなる人もいます。欧米の研究結果では、神経性やせ症が改善した人の割合（寛解率）は、2.5年で29%、8年で68%、16年で84%、死亡率は0〜8%でした[1]。発症早期に治療を開始したほうが回復しやすいといわれており、早い段階で気づいて医療機関につながることが重要です。

男女差に目を向けると、圧倒的に女性に多く、日本では摂食障害患者の5〜10%が男性といわれており、実際のところ20人に1人が男性と思われます。米国の一般人口集団の調査では、神経性やせ症の生涯有病率は、成人女性で0.9%、成人男性で0.3%でした。同様に、米国、欧州の一般人口調査では、神経性過食症の障害有病率は、女性で0.9〜1.5%、男性で0.1〜0.5%でした。

▶摂食障害ってどういう疾患？

●摂食障害とは

　摂食障害は食行動の異常を中心に、身体的な問題や心理的な問題が生じる疾患です。一般的に「摂食障害」というと主に神経性やせ症や神経性過食症のことを指しますが、『DSM-5®精神疾患の分類と診断の手引』[2]では、新たに過食性障害（むちゃ食い症）と回避・制限性食物摂取症も診断に加わりました。4つの疾患について説明します（表1）。

1）神経性やせ症

　体重や体型の感じ方（ボディイメージ）が障害されます。患者さんは明らかにやせていても（BMI 18.5kg/m² 未満）、それを異常と感じられません。患者さんの自己評価は体型・体重に大きく左右され、体重が増えることを極端に恐れたり（肥満恐怖）、さらに減量しようとしたりします（やせ願望）。やせるために食事量を著しく制限しますが、その反動として過食する人もいます。その場合、嘔吐や下剤の大量使用などにより体重が増えるのを防ぎます。以前は、神経性食欲不振症や拒食症などと呼ばれていましたが、必ずしも食欲がないわけではなく、また過食がみられることもあることから、神経性やせ症という新しい疾患名が付けられました。

　摂食障害の発症には、遺伝的要因（性格特性など）と環境的要因（心理社会的背景など）が影響することが知られています。遺伝的要因については、二卵性双生児と比べて一卵性双生児では2人とも発症することが多いことが知られていました。さらに、近年のゲノムワイド関連解析（Genome Wide Association Studies；GWAS）で、患者さんに女性が多いことや完璧主義の人が多いことは、遺伝的要因で説明できる可能性が指摘されています。環境的要因に目を移すと、もともと対人過敏や自尊心の低さがある人がストレス（挫折や家族関係の問題など）を抱えたときに、やせることで生きづらさが軽減されたような経験がある

表1 代表的な摂食障害の特徴

	神経性やせ症		神経性過食症	むちゃ食い症	回避・制限性食物摂取症
	摂食制限型	むちゃ食い・排出型			
特徴	体重や体型の感じ方に障害がある				体重や体型の感じ方に障害がなくこだわりもない
	やせていても太っていると感じる		過食に苦痛を感じ、罪悪感を伴う		
食事	量を制限する	過食する人としない人がいる※	頻繁に過食する		量の減少、偏食、嚥下恐怖など
体重増加を避ける方法	過度に運動をする	食べものを吐く、下剤を使用する			なし
体型	低体重		正常または過体重		低体重

※過食はせず、排出行動のみの人もいる。

と、体重・体型へのこだわりが持続すると考えられています。

2) 神経性過食症

　食のコントロールが困難となって、頻繁な過食がみられる疾患です。過食に加え、体重増加を打ち消すための代償行動もみられます。代償行動には、排出行動と呼ばれる意図的な嘔吐や、下剤や利尿薬の不適切な大量使用があります。神経性やせ症と同じく、体型・体重が自己評価を左右し、過食と代償行動の強さのバランスによって体重と診断が決まります。過食した分を徹底的な代償行動で打ち消して低体重を維持するのが神経性やせ症、過食に見合うだけの代償行動ができない、または過食が激しすぎて代償行動が追いつかないため BMI 18.5kg/m^2 以上となるのが神経性過食症です。体重が正常範囲であり症状を隠す人もいるため、周囲からは気づかれにくく、治療を受けないまま何年も経過することがあります。

　一般的に、食べすぎる状態が「過食」と表現され、英語では「overeating」と表現されます。しかし、神経性過食症における過食は「binge-eating」と表現され、「むちゃ食い」と訳されることもあります。大量の食べ物を短時間に詰め込むように食べ、自分では止められない（コントロールできない）感じが伴います。強い意志を持っていても止めることが困難です。週1回以上のむちゃ食いがあれば DSM-5-TR™ の診断基準に当てはまります。

3) むちゃ食い症

　神経性過食症と同じくコントロールできない過食（むちゃ食い）がありますが、体重増加を妨ぐための代償行動をしません。そのため、体重は増加傾向にあり肥満をきたす人が多くいます。神経性過食症の患者さんと比べて、全般に食事や体重についての不安やとらわれは少ない傾向にあり、食事を抑制する力は強くありません。一方で、むちゃ食いのない肥満の患者さんとの比較では、過食をコントロールできず、食事や体重へのこだわりが強く、身体への不満足感も大きいと報告されています。

　このように、DSM-5® では神経性過食症とむちゃ食い症を分けて表記していましたが、DSM-5-TR™ では両者の治療経過や治療反応性に類似性が多いことが強調されています。むちゃ食い障害は持続しやすく、寛解しても再燃しやすいようです。肥満とむちゃ食い症の併存例では、肥満のみの治療効果は乏しいため、むちゃ食い症に対する心理療法（ほかの摂食障害と同様）が有効であることが報告されています。

4) 回避・制限性食物摂取症

　食物摂取の回避または制限によって、必要なエネルギーや適切な栄養の摂取量を満たすことができず、著しい体重減少をきたす疾患です。同じく食事量が減少する神経性やせ症と異なり、体型や体重へのこだわりやボディイメージのゆがみを認めません。

　発症の経緯として次の3つのタイプが挙げられます。①生来少食で食事に関心がなく低体重となるタイプ、②味・食感・においなどに感覚過敏があり偏食が強いタイプ、③食べ物が喉に詰まった、食後に気持ち悪くなり嘔吐したなどの経験から飲み込むことを恐れるタイプです。

▶ 脳と身体に何が起こっている？

　神経性やせ症で生じている脳の機能異常を調べる研究として、動物を対象とした脳内神経伝達物質の研究や、患者さんを対象とした脳機能画像（fMRI）の研究などが行われています。脳内の神経伝達物質として、セロトニンの欠乏やドパミンの代謝異常が精神症状に関連していると推測されています。脳機能画像の研究では、日本の多施設のデータを解析した結果が報告されています。それによると、神経性やせ症の患者さんは疾患に該当しない人と比べて、脳内の情報ネットワーク（機能的結合性）に変化を認めています。変化があった領域は精神症状と関連している可能性があり、その変化を調整する薬物療法の開発などが期待されています。

　また、身体のメカニズムを調べる研究として、患者さんのホルモンや腸内細菌を調べる研究などが行われています。栄養不足は大きなストレスであるため、視床下部－下垂体－副腎軸を介して慢性的に高コルチゾール血症の状態となり、ストレスに対する身体の反応が鈍くなると考えられています。一方、神経性やせ症の患者さんでは腸内細菌も変化しています。神経性やせ症の患者さんの糞便、または疾患に該当しない人の糞便を無菌マウスに移植したところ、前者を移植したマウスでは体重増加が不良で不安レベルも高かったため、腸内細菌も神経性やせ症の症状と関連している可能性があります。

▶ どんな治療をする？

　摂食障害の治療は、心理療法、薬物療法、栄養療法を含む身体管理を組み合わせて進めますが、治療に入る前の初期対応や治療者との関係構築が非常に重要です。特に神経性やせ症の患者さんは、前述したようにやせていることで心のバランスを保っています。ほかの疾患の患者さんであれば、身体の危険性や治療可能であることを説明することで治療の動機づけが得られやすいですが、神経性やせ症の患者さんに同じことを行うと、通院中断につながってしまいます。そのため、患者さんの苦労を重々想像・理解したうえで、治療したい気持ちを聴取します。また、家族（特に母親）は自責感や無力感に苛まれていることがあるため、今までの苦労をねぎらい、治療チームに加わってもらうようお願いします。

　表2 に NICE ガイドライン[3] で推奨されている心理療法を示します。どの治療法も、治療意欲を高める関わりを経て、体重増加や代償行動の軽減を促し、そのプロセスで生じる考え方を扱います。それぞれ、外来での運用を想定した治療法ですが、回復が難しく、身体的な危険性が大きい場合は入院治療に移行することがあります。現状、神経性やせ症の治療法として保険適用されている治療はなく、CBT-E（Enhanced Cognitive Behavioral Therapy）と MANTRA（Maudsley Anorexia Nervosa Treatment for Adults）の効果を検証している段階です。

　CBT-E は神経性過食症の治療としては保険適用されており、講習を受けた医師が行う場合、

表2 NICE ガイドラインで推奨される心理療法

	神経性やせ症	神経性過食症
成人	・摂食障害に焦点を当てた認知行動療法（CBT-E）＊ ・モーズレイモデルによる成人用治療（MANTRA）＊ ・専門家による支持的臨床管理（SSCM）＊ ・焦点化力動精神療法（FPT）	・指導付きの自助療法＊ ・CBT-E
小児～思春期	・家族療法＊ ・CBT-E ・青年期焦点化精神療法	・家族療法＊ ・CBT-E

＊第一選択の治療
CBT-E：Enhanced Cognitive Behavioral Therapy
MANTRA：Maudsley Anorexia Nervosa Treatment for Adults
SSCM：Specialist Supportive Clinical Management
FPT：Focal Psychodynamic Therapy

（文献 3 を参考に作成）

1 回あたり 480 点算定されます。標準的には計 21 回の治療で 20 週間を要します（ただし、算定できるのは 16 回まで）。欧米の研究報告では、CBT-E を最後までやり遂げた神経性やせ症・神経性過食症の患者さんの約 6 割が寛解していますが、治療完遂者が全体の 5～6 割程度であるため、脱落を防ぐための工夫が必要です。

摂食障害の徴候に支援者が気づくための ＼アセスメントのポイント／

　表3 に摂食障害の徴候に気づくためのポイントを示しています。最も注目するべきポイントは、体重の大小が患者さんの自己評価にどの程度影響を与えているか（どのぐらい肥満恐怖を抱えているか）です。

　神経性やせ症の患者さんは肥満恐怖の存在を否定することが多く、「自分で体重を増やせる」と言います。しかし、肥満恐怖以外の何らかの理由で体重が増えないと主張し、結果的に低体重を維持します。肥満恐怖を認めてしまうと、自分の主張が通らなくなることを恐れています。後述するような関係づくりを経て、今までの生活を聴取したり、具体的な栄養療法を提案したりすることで、肥満恐怖の有無をアセスメントすることができます。肥満恐怖がありそうな場合は、その後の治療につなげるために工夫を要します。

表3 神経性やせ症を疑うべき病歴・行動

・食行動異常（極端な少食、偏食、過食）
・体重や体型へのとらわれ
・やせや低栄養状態への自覚症状が乏しい
・重篤な身体状態であっても病院受診に同意しない
・過度な運動や下剤の使用
・大食に見えるが体重が増えない

患者さんは事実を隠すことがあるため、目に見えることから慎重に評価する。

治療につなげるには どう伝える？

「この人だったら自分のことを理解してもらえるかもしれない」という感覚を持ってもらうことが必要です。基本姿勢として、摂食障害であると断定しない、身体的な異常に対して恐怖心をあおるような言い方はしない、食べることを強要しない、心理面に問題があると決めつけない、などを心がけます。病歴を話せる患者さんであれば聴取した内容に基づいて、話せない患者さんであれば少ない情報から、患者さんの気持ちを推察して合っているかを尋ねます。本人との共通理解が増えたら、回復したい気持ちについても聴取します。

■ 神経性やせ症・摂食制限型の場合

神経性やせ症の方の場合、本人が自主的に受診することはほとんどないため、養護教諭や産業保健師、親御さん、配偶者の後押しが必要です。

企業の健康保健センターにて

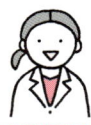
産業保健師

体重が減っているようですが体調はいかがですか？

大丈夫です。

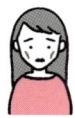
患者さん

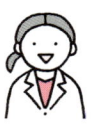

ご飯は食べれていますか？

食べれています。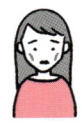

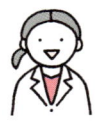 それならよかったです。ただ、体重が減っているので何か身体の病気があるのではないかと心配しています。

……。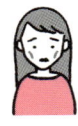

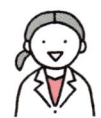 嫌なことをさせたくはないので、無理にとは言いませんが、病院を受診してみませんか？ 体重が減っている人の検査や治療をしている病院を紹介しますよ。

※摂食障害だから受診が必要とは言わない。心理的な問題を強調しすぎない。

病院にて

困っていることはありません。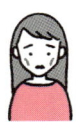

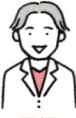 困っていることはないのですね。わかりました。体重が減っていることについてはどのように感じていますか？

医師

別に体調は悪くないし、増やそうと思ったら増やせます。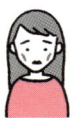

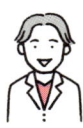 今まで増やせなかったのはどんなことが難しかったのですか？

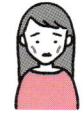

……。

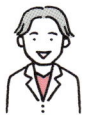

もしかすると、食べてもすぐにおなかがいっぱいになることがあります
か？

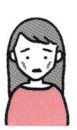

あります。

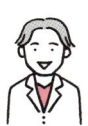

身体の病気があるかもしれません。胃腸や頭の検査をしてみましょう。
（検査に異常がない場合）胃腸の機能が弱くなっているので、胃腸の
リハビリが必要です。こちら（表4）[4] のように今の状態が続くようで
あれば入院が必要ですが、入院しなくて済むように外来で回復を目指
しましょう。

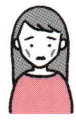

はい。

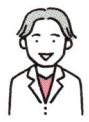

リハビリに役立つ食べ方や食べものをお話ししましょうか。

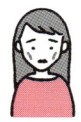

はい。お願いします。

（その後、体重増加の目標値と期限を設定して、到達できない場合は入院治療に移行す
ることを話し合う）

※胃腸の機能低下（身体面）は二次的な症状であり、課題の中心は心理面にあります。
治療の最初から、「回復したくない」「回復したい」という2つの気持ちがあることを
話題にすることもあります。

表4 やせの程度による身体状況と活動制限の目安

% 標準体重	身体状況	活動制限
55 未満	内科的合併症の頻度が高い	入院による栄養療法の絶対適応
55〜65	最低限の日常生活にも支障がある	入院による栄養療法が適切
65〜70	軽労作の日常生活にも支障がある	自宅療養が望ましい
70〜75	軽労作の日常生活は可能	制限付き就学・就労の許可
75 以上	通常の日常生活は可能	就学・就労の許可

18 歳未満の標準体重は、BMI ＝ 22 で計算せず、日本小児内分泌学会の「学会員および医療従事者の方へ」の中にある「成長評価用チャート」を参照すること。

（文献 4 より転載）

 疾患の理解につながる **本・映画**

- 拒食症・過食症を対人関係療法で治す（水島広子、紀伊國屋書店、2007 年発行、281p）
- 摂食障害という生き方：その病態と治療（瀧井正人、中外医学社、2014 年発行、250p）
- 摂食障害との出会いと挑戦：アンチマニュアル的鼎談（松木邦裕・瀧井正人・鈴木智美、岩崎学術出版社、2014 年発行、248p）

引用・参考文献

1) 摂食障害全国支援センター. 摂食障害情報ポータルサイト. https://edcenter.ncnp.go.jp/edportal_pro/index.html （2024.6.24 閲覧）
2) American Psychiatric Association. DSM-5® 精神疾患の診断・統計マニュアル. 日本精神神経学会監修. 髙橋三郎ほか監訳. 東京, 医学書院, 2014, 932p.
3) National Institute for Health and Care Excellence（NICE）. Eating disorders：recognition and treatment. 2017. https://www.nice.org.uk/guidance/ng69（2024.7.16 閲覧）
4) 厚生労働省難治性疾患克服研究事業「中枢性摂食異常症に関する調査研究班」. 神経性食欲不振症のプライマリケアのためのガイドライン（2007 年）. 2007.
5) Sudo, Y. et al. Comprehensive elucidation of resting-state functional connectivity in anorexia nervosa by a multicenter cross-sectional study. Psychol Med. doi：10.1017/S0033291724000485, 2024, 1-14.
6) Hata, T. et al. The Gut Microbiome Derived From Anorexia Nervosa Patients Impairs Weight Gain and Behavioral Performance in Female Mice. Endocrinology. 160（10）, 2019, 2441-52.

（波夛伴和）

5 疼痛性障害

🔍 疼痛性障害とは

　痛みは身体の異常や損傷に対する自然の反応で、警告信号としての役割を果たしており、私たちが自分の身を守るためには欠かせない感覚です。

　痛みは急性と慢性に分類され、急性疼痛は通常、組織の損傷や炎症に起因し、時間の経過とともに自然に治癒します。一方で、慢性疼痛とされる3カ月以上持続する痛みは、元の損傷が治癒した後も続くことがあります。慢性疼痛には、筋肉や骨の問題、神経の異常が関与している場合もありますが、心理的な要因が関与することも少なくありません。ストレスや不安、過去のつらい体験などが痛みを悪化させ、痛みの感じ方を強くすることがあります。これは、心と身体が密接に関連しているためです。

　筋肉や骨、神経の異常を治すための薬による治療や手術、麻酔などももちろん大切ですが、運動を含む生活習慣の改善や、心理療法を含む痛み症状に対する総合的なアプローチが、痛みがある人の生活の質を向上させるために極めて重要です。

✓ 最新エビデンス

　6カ月以上続く痛みを持つ人は、成人人口の15.4%程度に及び、比較的頻度の高い症状です。性別に関しては男性よりも女性のほうが痛みを持つ人が多く、年齢に関しては50歳以上の中高年層で多くなっています[1]。痛みを生じる原因はさまざまあり、治療に関しても、薬物療法や麻酔、手術で良くなる場合があります。

　年単位で痛みが続いているにもかかわらず、原因を調べたことがないのであれば、一度その痛みの原因についてかかりつけの身体を診てくれる医師に相談することを勧めます。いろいろな病院で検査を受けても原因がわからないのであれば、心理療法や運動・生活習慣改善などにより痛みとうまく付き合って生活していくことが可能になるかもしれません。心理療法については、認知行動療法の有効性が認められており、マインドフルネスと組み合わせて実施する方法（第3世代認知行動療法）が近年注目を集めています[2]。

▷ 疼痛性障害ってどういう病気?

● 痛みという症状

　痛みは身体の異常や損傷に対する自然の反応であり、警告信号としての役割を果たします。これは、私たちが危険を避け、自分の身を守るために欠かせない感覚です。遺伝子異常により痛みを感じることができない家系が世界各地に存在するようですが、そのような家系の人は短命であることが多いようです。痛みは私たちが体内外の危険を察知しながら生きていくために必要な感覚である一方で、痛みが持続し、その原因が特定できない場合、その人にとって非常に大きな問題となります。

　痛みは急性と慢性に分類され、急性疼痛は通常、組織の損傷や炎症に起因し、時間の経過とともに自然に治癒します。一方で、慢性疼痛とされる3カ月以上持続する痛みは、元の損傷が治癒した後も続くことがあります。慢性疼痛には、筋肉や骨の問題、神経の異常が関与する場合もありますが、心理的な要因が関与することも少なくありません。本書で想定しているメンタルヘルスに関連する場面においては、急性疼痛に関しては対応の余地が限られているため、この項目では慢性疼痛について取り扱います。

● 慢性疼痛が与える影響

　慢性疼痛に関しては、病院を受診するような人だけに限られた話ではありません。慢性疼痛は、例えば病院を受診するほどではない身近な労働者においても就労状況に深刻な影響を及ぼし、アブセンティーズム（absenteeism）とプレゼンティーズム（presenteeism）という2つの形で現れます。

1）アブセンティーズム

　アブセンティーズムは、痛みのために仕事を休むことであり、職場の生産性低下や経済的負担を増大させます。例えば、長時間のデスクワークや重い物を持ち運ぶ作業を行う労働者に腰痛が生じると、座ることや立つことすら困難になり、仕事を休まざるを得ない状況になることが想定されます。

2）プレゼンティーズム

　アブセンティーズムに対し、プレゼンティーズムは、痛みを抱えながら出勤している状態であり、業務効率が低下し、隠れた損失をもたらします。例えば、同じように腰痛のある労働者においては、出勤していても、長時間座っていることや立ち続けることが難しいため、頻繁に休憩をとったり、作業速度が遅くなったりすることが想定されます。

▷ 脳と身体に何が起こっている?

● 痛みが慢性化するメカニズム

　慢性的な痛みを生じる原因にはさまざまなものがあります。前述したように、痛みの原因となりうる組織の損傷（骨折や捻挫など）や炎症（感染症や自己免疫疾患など）が長期にわ

たって存在し続けている場合もあれば、それらの原因が解決しているにもかかわらず痛みが存在する場合もあります。そのように痛みの原因がないにもかかわらず痛みが生じるメカニズムについて解説します。

1）下行性抑制系の異常

痛みの制御には、脳から脊髄に向かう神経経路である「下行性抑制系」が重要な役割を果たしています。下行性抑制系は、通常であれば痛みを抑制する役割を担っており、痛みの信号を減弱させる機能を持っています。しかし、慢性疼痛を抱える患者さんでは、この下行性抑制系が正常に機能していないと考えられています。そのため、痛みの信号が過剰に脳に伝達され、痛みの入力が増幅されることがあります。この異常は、抑制系に関与する神経伝達物質のバランスが崩れることや、抑制機能を持つ神経細胞の活動が低下することによって引き起こされます。

2）中枢性感作

下行性抑制系と似た機序として中枢性感作が知られています。中枢性感作は、脊髄や脳といった中枢神経系の神経細胞が痛みの信号入力に過剰に反応する現象を指します。慢性的な痛み刺激が続くと、神経細胞の応答が増強され、通常では痛みを感じないような軽微な刺激でも強い痛みを感じるようになります。この現象は、神経伝達物質の持続的な放出や受容体の細胞膜上への増加、さらには神経ネットワークの再形成などによって引き起こされます。これは脳神経や脊髄といった中枢神経のみならず、末梢神経レベルでも同様のことが起こっている可能性もあります。

上述のように、下行性抑制系の機能不全と中枢性感作の2つのメカニズムにより、通常では痛みとして認識しないような刺激であっても痛みと認識するようになり、痛みの原因となりうる組織の損傷や炎症の改善後も痛みが遷延化すると考えられています。

●心理的要因の影響

心と身体は密接に関連しており、心理的な要因も痛みの感じ方に大きく影響します。例えば、ストレスが高まると、身体は「闘争か逃走か」（fight or flight）の反応を示し、アドレナリンやコルチゾールといったストレスホルモンが分泌されます。これらのホルモンは痛みを緩和する方向に作用するため、ストレスが高まった直後には痛みはそれほど感じません。スポーツ選手が試合終了後に初めて骨折などの痛みに気づくといった現象は、これらのホルモンによって引き起こされています。しかしながら、ストレスが慢性的になるとこれらのホルモンの分泌は低下するため、痛みに対して過敏になりやすくなります。

1）抑うつ

抑うつは、慢性疼痛に影響を与える重要な要因です。抑うつ状態では、神経伝達物質のバランスが崩れ、痛みを抑制する下行性抑制系の機能が低下します。さらに、抑うつに伴う活動低下や社会的孤立そのものが直接的に痛みを増強させる場合もありますが、それらの状況は、痛みの管理自体を困難にし、痛みの感覚を増強させる要因となります。

2）不　安

　不安も痛みに影響を与える重要な心理的要因です。不安を感じると、身体は緊張状態に入り、痛みの閾値が低くなり、痛みを感じやすくなります。これは、不安が痛みを予期させることで、痛みの強度を増幅させるからです。また、不安が強いと、痛みに対する感受性が高まり、痛みをより強く感じるようになります。

3）トラウマ

　幼少期の虐待や性的虐待などの過去のつらい体験も、現在の痛みに影響を与えることがあります。過去の体験は身体に記憶され、日常生活で思い出すことがなくても特定の状況や刺激によってそれらの記憶が再活性化されることがあります。これにより、過去の痛みの体験の記憶が現在の痛みとして再現されます。トラウマに関連する痛みは、心理療法を通じてトラウマを解消することで軽減されることがあります。

▷ どんな治療をする？

　慢性的な痛みはさまざまな原因によって生じます。それぞれの原因に合わせたアプローチが必要になります。

●外科的なアプローチ

　筋肉や骨、内臓の問題が原因となる慢性疼痛に対しては外科的なアプローチが重要です。これには、手術や関節注射などの侵襲的な方法が含まれます。整形外科的な治療は、構造的な問題を直接的に解決することを目的としており、痛みの根本原因を取り除く効果が期待できます。

●保存的治療

　痛みの根本原因を取り除くような治療が難しい場合には、薬物療法や運動療法（リハビリテーション）のようないわゆる保存的治療を行うことがあります。

1）薬物療法

　薬物療法においては、非ステロイド性抗炎症薬（NSAIDs）、アセトアミノフェン、オピオイドなどの鎮痛薬が使用されることが多いです。NSAIDs やアセトアミノフェンは、炎症を抑えることで痛みを軽減する効果があります。NSAIDs は副作用の点から内服を避けたほうがよい場合や内服できる量に制限がありますが、アセトアミノフェンは制限が少ないことが多いです。オピオイドと呼ばれるタイプの薬剤は、重度の痛みに対して使用されますが、依存のリスクや重篤な副作用の観点から慎重に管理する必要があります。また、抗うつ薬や抗けいれん薬が効果的な場合もあります。

2）運動療法

　運動療法も慢性疼痛の管理において重要な役割を果たします。理学療法士による運動療法やストレッチ、姿勢矯正などが含まれます。運動療法は、筋力を強化し、柔軟性を向上させ

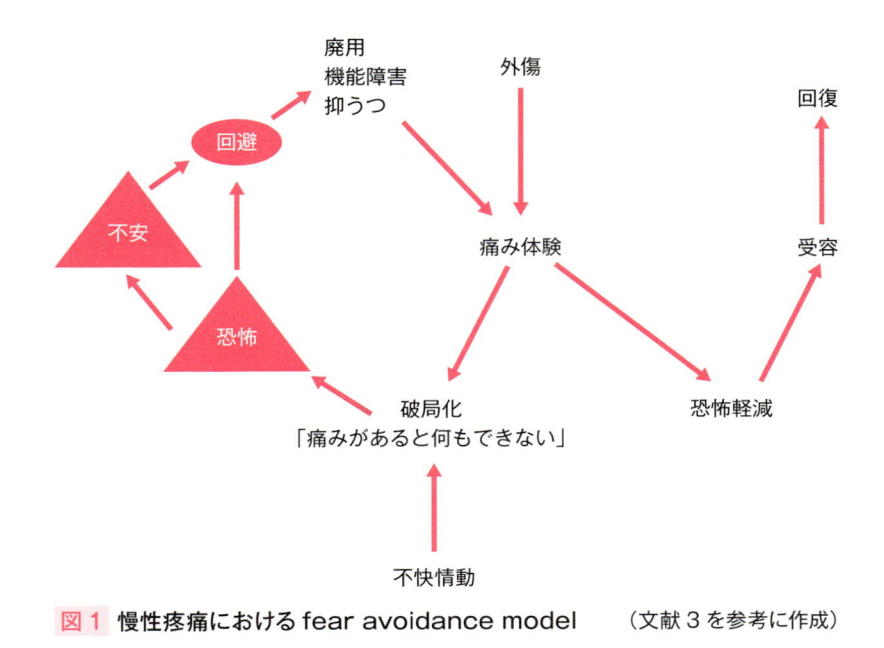

図1 慢性疼痛における fear avoidance model　　（文献3を参考に作成）

ることで、痛みの原因となる身体的なストレスを軽減します。また、適切な運動は、私たちの体内で内因性の鎮痛効果のある物質の分泌を促すため、自然な鎮痛効果を発揮します。薬物療法や運動療法で改善が得られない場合には、神経ブロックや脊髄刺激療法といったペインクリニックで行われるような治療が適応となることもあります。これらの治療により、一時的に痛みが軽減される可能性があります。

●心理療法

　痛みの根本を取る治療が難しい場合、前述の治療と並行して行うことができるものとして心理療法があります。慢性疼痛に対して実施されている心理療法にはさまざまなものがありますが、効果が検証されているのは認知行動療法になります。慢性疼痛に対する認知行動療法においては、「この痛みがあると何もできない」「どんどん痛みが強くなってくると自分にはどうしようもできなくなる」など痛みに対する否定的な考え方や不安、回避する行動が痛みを増強させている（fear avoidance model〔図1[3]〕）という前提のもとに、痛み症状の捉え方や行動パターンを見つめ直していきます。

　認知行動療法にヨガや瞑想などを行うマインドフルネスを組み合わせた第3世代認知行動療法も有効と考えられています。これらの認知行動療法に関してはセッションの回数や時間が定まっている構造化された内容で行っている施設もありますが、保険適用とはなっていないため、料金は施設によって異なります。認知行動療法においては、痛み自体を和らげるわけではなく、痛みがあっても日常生活を送るのに支障がなくなる（機能障害を和らげる）ことが多いです。

慢性疼痛 の徴候に支援者が気づくための ＼ アセスメント の ポイント ／

　慢性疼痛は原因によってその対応が大きく異なります。特に治療可能な原因（外傷や局所の感染症）の場合にはその解決が最優先です。しかしながら、月単位で原因の検索を行っても明らかでない場合や、痛みの治療を行っても改善に通常より時間がかかる場合には、痛み症状を心理社会的な要因が修飾している可能性があり、次のようなポイントを評価することが重要です。

■ 痛みの影響の評価

　まず、患者さんの生活全般における痛みの影響を評価する必要があります。これには、痛みの強度や頻度、持続時間、どの程度日常生活や仕事・社会活動に支障をきたしているか、について評価することが含まれます。痛み自体はありふれた症状であるため、痛みが患者さんの機能や能力、生活の質にどのような影響を与えているのかについて評価を行うことは支援の方向性を考えるにあたって重要です。

■ 心理状態の評価

　患者さんの心理状態を評価するために、抑うつ・不安・ストレスのレベルを把握することが必要です。痛みによりこういった心理状態が悪化することももちろんありますが、心理状態が悪化した結果として痛み症状を訴えることもあります。これにはうつ病を発症した後に痛みを生じているケースも含まれます。そのような場合には痛みそのものへのアプローチも重要ですが、背景にある抑うつなどの治療も大切です。

　痛み症状自体は、生涯で誰もが経験しうる症状のため、必ずしも心理的な支援を必要としない場合もあります。しかしながら、痛みの原因が明らかでない場合や適切な治療を行っても症状が長期間にわたって持続するような場合には、痛み症状が日常生活に与える影響や心理状態の評価を行い、その程度に応じて心理的支援を検討していくことが重要です。

治療につなげるには どう伝える？

　痛み症状に関する心理的支援の必要性を説明すると、患者さんのなかには「痛みが心理的なもの＝痛みはうそ」と受け止める人もいます。まず、患者さんの痛みが現実であり、つらいものであることを十分に理解していることを示すことが重要です。また、同じ理由で、痛みの原因について心理的な要因だけで説明するのではなく、未知の医学的変化の存在を否定しないことも、心理的支援を受け入れやすくするために大切です。そして、心理的支援により、痛みそのものが良くなるかどうかはわからないが痛みに対してできることがより増えるようになることを伝えます。

　また、一般に心理的支援は受け入れる側の準備が整っていることも必要です。患者さんによっては心理的支援が必要な人でも受け入れる準備が整っていない場合もあります。そのような場合には、受け入れるかどうかの意思決定権は患者さんにあることを保証することも大切です。これは過去の凄惨な体験が痛みに関係していると考えられる患者さんにおいては特に重要です。

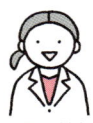
産業保健師

最近、お仕事中に休まれているところをよく見かけるのですが、体調はいかがですか？

実は1年前から腰が痛くて。初めは腰だけだったのが、だんだんと肩とか股関節も痛くなってきて、仕事中も痛くて集中できないんです……。家でも痛くて横になってばかりで、家事まで手が回らなくて……。
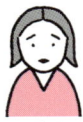
Aさん

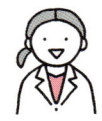

そんなに痛いと大変ですね。

そうなんです。なかなか良くならないから総合病院で調べてもらったんですけど、湿布とか痛み止めで様子をみるしかないって言われて……。こんなに痛いのに原因がわからないって言われると、このままどんどん痛みがひどくなって、何もできなくなってしまうんじゃないかって不安です。
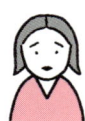

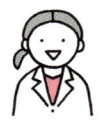

それは不安ですよね。夜は眠れていますか？

そうなんです。横になっても、痛いから、どうなるんだろうって考え始めると眠れなくて、気づいたら朝になっているなんてことも最近増えています。それもあって、昼間は仕事に集中できなくて……。

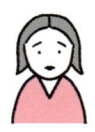

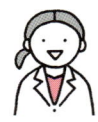

いろいろなことが重なって大変ですよね。検査でいろいろ調べても原因がわからず痛みが良くならない場合、心療内科で診てもらうと良くなることもあるみたいですよ。

それは総合病院の先生にも言われたんですけど、心療内科ってなんか心が弱いみたいで嫌なんです。

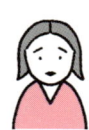

確かに、心療内科と聞くとその痛みが心の問題だと言われているような気がして抵抗があるお気持ちは十分に理解できます。ただ、それは100％気持ちの問題というわけではなくて、まだ検査で見つかっていない痛みの原因があるかもしれないことがわかれば、痛みとうまく付き合って日常生活を送ることができるようになるようですよ。

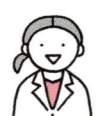

もう少し、前みたいに仕事もバリバリとできるようになるといいんだけどなぁ。

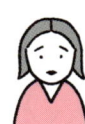

そうですよね。○○病院の心療内科では、A さんのような症状がある方の治療をしているみたいなので、一度タイミングが合えば受診を考えてみられてはどうでしょうか？

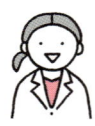

考えておきます。

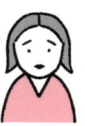

引用・参考文献

1)　中村雅也ほか．日本における筋骨格系の慢性疼痛に関する疫学調査：海外との比較も含めて．Locomotive Pain Frontier. 1（1），2012, 14-7.

2)　慢性疼痛診療ガイドライン作成ワーキンググループ編．"心理的アプローチ"．慢性疼痛診療ガイドライン．厚生労働行政推進調査事業費補助金（慢性の痛み政策研究事業）「慢性疼痛診療システムの均てん化と痛みセンター診療データベースの活用による医療向上を目指す研究」研究班監修．東京，真興交易医書出版部，2021，116-25.

3)　Leeuw, M. et al. The fear-avoidance model of musculoskeletal pain：current state of scientific evidence. J Behav Med. 30（1），2007, 77-94.

（藤本晃嗣）

第 2 章

5 疼痛性障害

6 機能性消化管障害

Q 機能性消化管障害とは

　機能性消化管障害（Functional Gastrointestinal Disorders；FGIDs）は、血液検査やX線検査、内視鏡検査などで消化管に画像上、異常がないにもかかわらず、慢性的な胃もたれ感や腹痛、便通の異常を引き起こす疾患群です。具体的な疾患としては機能性ディスペプシア（Functional Dyspepsia；FD）や過敏性腸症候群（Irritable Bowel Syndrome；IBS）があります。これらの症状は食事内容や生活習慣のほかにストレスなどの心理的な要因も影響します。内科や消化器科などで長期間にわたる精査や治療が行われても症状が続く場合には、心療内科や精神科でも相談するとよいかもしれません。

✓ 最新エビデンス

　機能性消化管障害には機能性ディスペプシアと過敏性腸症候群があります。一般住民を対象とした調査での前者の有病率は7～17%[1]、後者は6.1～14.2%[2]で、両者の頻度はとても高く「よくある病気」といえます。また、機能性ディスペプシアの人はかなりの割合（報告によっては6割）で過敏性腸症候群を併発しており[1]、逆に過敏性腸症候群の4割に機能性ディスペプシアを併発する[2]とされ、両者を合併することも多いといえます。機能性ディスペプシアも過敏性腸症候群も症状は寛解・増悪を繰り返しますが、海外の報告によれば、12年間の追跡期間で機能性ディスペプシアに関しては63～67%、過敏性腸症候群に関しては55%程度の人で症状消失を認めました[3]。

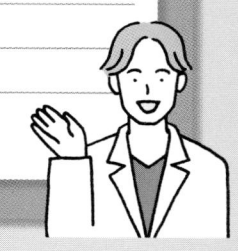

▶ 機能性消化管障害ってどういう疾患？

● 概　要

　機能性消化管障害は、消化管に、血液検査やX線検査、内視鏡検査で見つかるような、見た目でわかる構造的な異常がないにもかかわらず、慢性的な胃腸の不調や痛みを引き起こす疾患群です。これらの疾患では消化管の運動機能や感受性の異常により症状が生じ、生活の質に大きな影響を与えます。例えば、腹痛や頻回な排便のために外出が困難となり、結果として仕事や学業などの社会的活動への参加が制限されることがあります。また、食事のたびに症状が現れるため、食事を楽しむことが難しくなったり、食事内容に偏りが生じ栄養状態が悪化したりする場合もあります。さらに、症状が慢性的に続くため、うつ病や不安症を併発するリスクも高くなります。

　代表的な疾患には、機能性ディスペプシアや過敏性腸症候群があります。主に食道から十二指腸までが原因と考えられる症状（吐き気やげっぷ）の場合には機能性ディスペプシア、小腸以降が原因と考えられる症状（便秘や下痢）であれば過敏性腸症候群が疑われ、両者を合併することもしばしばみられます。

● 症　状

　機能性消化管障害においては、その名のとおり消化器に関する症状がみられ、機能性ディスペプシアであれば胃痛や胸やけ、げっぷ、早期満腹感があり、過敏性腸症候群であれば腹痛、腹部膨満感、便秘や下痢などの症状がみられます。すでに述べたように、下痢のため1日に何度もトイレに行かなければならないような人の場合は、トイレの場所がわかっていないと外出できない、長時間トイレに行けない急行などの電車に乗ることができないという困難があります。また、特定の食品を食べると吐き気が出現するなどの理由で、食事内容に制限が出る人もいます。不安や抑うつを合併する人が比較的多いこともこの疾患群の特徴です。

● 診　断

　機能性消化管障害の診断においては、主に患者さんの症状や病歴に基づいて血液検査や便検査、内視鏡検査などを行います。機能性消化管障害は有病率が比較的高いものの、同じ症状でも機能性消化管障害に比べると頻度は低いほかの重篤な疾患（がんや炎症性腸疾患など）が隠れていることもあります。症状が長く続いている場合には特に、重篤な疾患が隠れていないか検査を行い確認することが重要です。

▶ 脳と身体に何が起こっている？

　機能性消化管障害においては、一般的に臨床で行う検査で形態的な異常を認めないにもかかわらず症状が生じます。これは、脳と腸が神経やホルモンを介して双方向に情報をやりとりし、消化管の運動機能や感受性に影響を与えているからだと考えられています。脳腸相関には心理的要因や腸内細菌叢も影響しているといわれています。

●消化管の運動機能・感受性への影響

消化管の運動機能については、消化管の蠕動運動が過度に活発になったり、逆に低下したりすることで、食物の移動や消化が適切に行われなくなります。これにより、腹痛や腹部膨満感、便通異常（便秘や下痢）が引き起こされます。

また、蠕動運動以外にも消化管の感受性が高まっていることも関係しているとされています。これは「内臓知覚過敏」と呼ばれ、通常では痛みを感じない程度の刺激に対しても強い痛みを感じるようになり、通常では痛みを感じない程度の胃や腸管内の少量のガスの圧迫感でも不快感や痛みを覚えたり、通常では便意を感じない程度の便の量でも便意を感じたりするようになります。

この機序については、疼痛性障害と病態が重なる部分があり、ほかの知覚過敏を生じる疾患と併せて中枢性感作症候群と呼ぶこともあり、後に触れる治療についても一部共通する部分があります。

●脳腸相関における心理的要因

脳腸相関のため、心理的要因も機能性消化管障害において強い関わりがあります。原因なのか結果なのかはわかりませんが、機能性消化管障害の患者さんにうつや不安を合併することをしばしば経験しますし、逆にうつや不安で受診した患者さんが機能性消化管障害を疑う症状を訴えることもしばしば経験します。また、症状の寛解・増悪にストレスの影響が疑われることもしばしば経験します。これは、ストレスが脳腸相関により消化管に影響を及ぼすためと考えられています。例えば、ストレスがかかると、脳からの指令で自律神経系が活性化され、消化管の運動が変化し、腹痛や下痢・便秘などの症状が引き起こされます。また、逆に消化管の不調が持続すると、脳にその情報が伝わり、心理的な不安やうつ状態を引き起こすことがあります。

●脳腸相関における腸内細菌叢

また、胃腸炎などの感染症が機能性消化管障害の誘因になる可能性についても知られており、最近の研究では、腸内細菌叢（マイクロバイオーム）が脳腸相関において重要な役割を果たすことが明らかにされています。腸内細菌は、短鎖脂肪酸や神経伝達物質を産生し、これらが腸壁を通じて血液中に放出され、脳の機能に影響を与えることが示されています。腸内細菌のバランスが崩れると、脳腸相関が乱れ、機能性消化管障害の症状が悪化する可能性があります。これを逆手にとって、腸内細菌叢への影響を考えた食事内容により機能性消化管障害の症状の改善を試みることもあります。

▷ どんな治療をする？

機能性消化管障害に関しては、日本消化器病学会により診療ガイドライン[1, 2]が作成されています。その内容に基づいて解説を行います。本書で想定している読者層に鑑みて正確さ

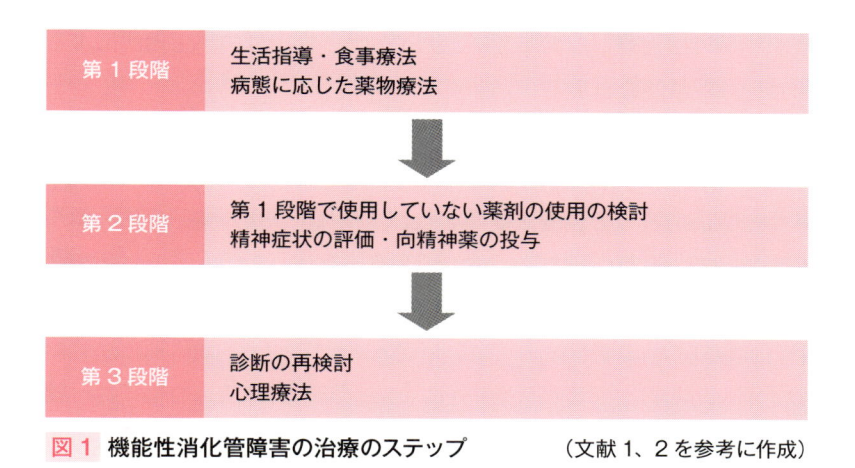

第 1 段階	生活指導・食事療法 病態に応じた薬物療法
第 2 段階	第 1 段階で使用していない薬剤の使用の検討 精神症状の評価・向精神薬の投与
第 3 段階	診断の再検討 心理療法

図1 **機能性消化管障害の治療のステップ**　　　（文献 1、2 を参考に作成）

よりもわかりやすさを優先した表現になっていることをご了承ください。

　機能性ディスペプシアと過敏性腸症候群ともに、治療は主に 3 段階に分けられています（図 1 [1、2]）。第 1 段階では疾患教育とともに生活指導や食事指導を行い、それぞれの疾患に適応があるとされている薬剤を整腸薬や漢方薬を含めて投与します。それらが無効な場合に、第 2 段階として第 1 段階で使用していない薬剤の使用を検討するとともに、抑うつ症状や不安症状について評価を行い、精神疾患の合併の評価や抗不安薬・抗うつ薬の使用を考慮します。場合によっては、内科診療の枠組み内での簡易的な精神療法の適応も考えます。第 3 段階において、ほかの疾患の再評価と並行して心理療法の適応を検討することとなっています。

●第 1 段階

　第 1 段階では、禁煙や飲酒制限、良好な睡眠、適度な運動などの生活指導や、脂質・カフェイン・刺激の強い食品を避けるなどの食事療法を行います。過敏性腸症候群ではさらに、難消化性・短鎖炭水化物を避ける低 FODMAP 食も注目されていますが、専門性が高いためここでは割愛します。

　薬物療法については、機能性ディスペプシアであれば、消化管運動機能改善薬や漢方薬である六君子湯、胃酸分泌抑制薬などが用いられます。過敏性腸症候群においては、消化管運動機能改善薬、整腸薬などのプロバイオティクスや腸管内の水分量を調整する高分子重合体、漢方薬、病態によっては抗アレルギー薬が用いられます。また、下痢がよく起こるタイプの過敏性腸症候群であれば 5-HT_3 受容体拮抗薬が、便秘がよく起こるタイプの過敏性腸症候群であれば粘膜上皮機能変容薬が用いられます。

●第 2 段階

　第 2 段階においては、第 1 段階で使用しなかったほかの薬剤の導入を検討するとともに、合併している抑うつや不安の程度を評価し、必要であれば抗うつ薬や抗不安薬の使用を検討します。心理社会的要因の評価を行い、明らかな精神疾患が疑われる場合は精神科への紹介

を検討します。過敏性腸症候群においては、ガイドライン上は内科主治医による簡易精神療法を検討するという記載があります。

●第3段階

第3段階において、診断の再検討を行うとともに心身医学的治療の適応を検討します。施設や治療者により実施できる心理療法は異なると思われますが、催眠療法、認知行動療法などが行われます。認知行動療法においては、認知療法を行うもの、ストレスマネジメントを中心にしたもの、腸症状への不安に対するアプローチを中心としたもの、マインドフルネスを用いたものが行われています[4]。

腸症状への不安に対するアプローチを中心とした認知行動療法においては、腹痛や便意などの内臓感覚への不安が過度になり（破局的思考）、腹痛や便意などに過度に集中し、それらの感覚や不安を避けることでその不安がより高まっていると考え、腹痛や便意などの内部感覚への暴露療法を行います。

マインドフルネスについては、機能性消化管障害に特化したプログラムが開発されているわけではないため、プログラムとして行う場合にはマインドフルネスストレス低減法や、アクセプタンス＆コミットメント・セラピーが行われています。

機能性消化管障害の徴候に支援者が気づくための＼**アセスメントのポイント**／

機能性消化管障害の症状は、吐き気や便秘・下痢といった私たちも日常的に経験する症状です。これらの症状があるからといってただちに機能性消化管障害という診断になるわけではありません。しかしながら、こういった症状が月単位で続いていて胃潰瘍や悪性腫瘍などの除外診断が行われれば、機能性消化管障害の可能性も考えられます。特に血液検査や内視鏡検査などを行っても原因がはっきりせず、半年以上症状が続く場合は、積極的に機能性消化管障害を考えます。

また、前述したようにうつや不安などの症状が強い場合には、消化器症状を強く感じることもあるため、すでにほかの精神疾患などで関わりのある患者さんに上記の症状が出現することがあります。消化器症状があるために精神症状が悪化することもあり、症状が長期間続く場合には、機能性消化管障害の可能性について考慮する必要があります。しかし、精神疾患を合併している場合には、消化器症状が原疾患の症状の一部として生じていることもあります。その場合には、症状が改善すると原疾患の症状が悪化したり、新しい症状が出現したりすることもあり、精神疾患の担当医との相談が欠かせません。

第2章

6 機能性消化管障害

治療につなげるには　どう伝える？

　機能性消化管障害においては、心理社会的な要因も影響していますが、それを受け入れることに抵抗がある人も多いです。まだ治療を受けていない人であれば、まずは内科での検査や治療を優先するのはもちろんですが、内科などの身体科で長期間にわたって治療を受けていても改善しない場合には、心理社会的要因が関与している可能性があることを伝えたうえで、心理社会的要因に関する治療を受けるかどうかは本人が決めてよいことを保証しましょう。機能性消化管障害の症状は、他人からはわかりづらく、ストレスが原因と言われると、自分の症状を否定されたように感じる人もいます。そうならないように、症状の存在は決して否定せず、なおかつストレスが唯一の原因ではなく、原因の一部であることを明確にすることも大切かもしれません。

　最近、会社に遅刻することが増えたBさんの例を挙げます。気になった上司のAさんは時間をとって、Bさんの話を聞くことになりました。

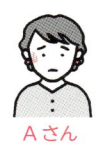

Aさん

> 最近、朝のミーティングに遅れてくることが多くて、何かあったんじゃないかって心配だよ。

> ご迷惑をおかけしています。朝、家を出ようとするとおなかが痛くなって、乗りたい電車に乗れないことが増えています。トイレに行くとすっきりするんですけど。電車に乗っても、途中でおなかが痛くなることがあって、そういうときは、いったん電車を降りるのでさらに遅れてしまいます。

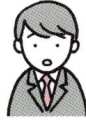

Bさん

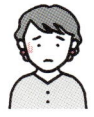

> それは大変だね。

> ご心配ありがとうございます。高校生くらいからおなかが痛くなりやすくて。病院に行っていろいろ検査するんですけど、特に何かあるとは言われなくて。今は「過敏性腸症候群」じゃないかって消化器内科の先生に言われてお薬をもらっているのですが、なかなか良くならなくて。

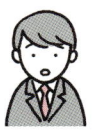

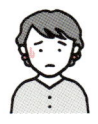

そっかぁ。いろいろ検査とか治療をしていてもなかなか症状が良くならないんだね。どういう日におなかが痛くなりやすいの？

特にそういうのはないと思うんですけどね。ストレスが原因だって言いたいんでしょう！ かかりつけの先生にも言われました。心療内科とか精神科にも行ったほうがいいって。それって、私が仕事に行きたくないからってわざとやっているって思っているんじゃないですか？ 高校のときの先生もそうでした。毎回、毎回……（しばらく話が続く）。話しすぎてしまってすみません。余計なことを言ってしまいました。

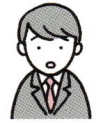

おなかの症状で長年苦労してきたんだね。とっても大変だったね。私はあなたの症状が気のせいだとも、ストレスだけが原因だとも思っていないよ。過敏性腸症候群っていう身体の病気があって、それが原因でおなかの症状が出ていることはわかっているよ。ただ、ストレスだったり、イライラしやすかったりとか、そういうのが原因の一部になっていることもあるかもしれないから。少しでもBさんの症状が楽になればいいなっていう意味で、心療内科とか精神科を受診することを考えてもらえればなって思うし、仕事で困っていて私に助けてほしいということであれば私ができる範囲で手伝ってあげたいと思っているよ。

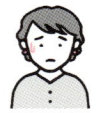

親身になってくれて、ありがとうございます。受診のこと、考えておきます。

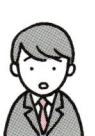

引用・参考文献

1）　日本消化器病学会編．機能性消化管疾患診療ガイドライン2021：機能性ディスペプシア（FD）．改訂第2版．東京，南江堂，2021，108p.
2）　日本消化器病学会編．機能性消化管疾患診療ガイドライン2020：過敏性腸症候群（IBS）．改訂第2版．東京，南江堂，2020，132p.
3）　Olafsdottir, LB. et al. Natural history of functional gastrointestinal disorders：comparison of two longitudinal population-based studies. Dig Liver Dis. 44（3）, 2012, 211-7.
4）　伊藤雅隆ほか．過敏性腸症候群に対する認知・行動療法の展望．心理臨床科学．5（1），2015，83-94.

（藤本晃嗣）

第2章

6　機能性消化管障害

7 皮膚疾患

🔍 心と関係する皮膚疾患とは

　心と関係する皮膚疾患には、皮膚疾患が悪化したり改善したりするのに心理社会的なストレスが関係している場合や、その逆で皮膚疾患があるためにそれがストレスとなって社会的生活に支障が出たり、不安やうつ状態になったりする場合があります。前者を「狭義の皮膚科心身症」といい、後者を「皮膚疾患による適応障害」といいます[1]。これらをまとめて「皮膚科心身症」ということがあります。皮膚疾患のなかで心との関係が特に深いものは、アトピー性皮膚炎、じんましん、円形脱毛症、乾癬、ざ瘡、手掌多汗症などが挙げられますが、基本的にはすべての皮膚疾患が心と関係して起こりうるものと考えられます。

✔ 最新エビデンス

　ストレスと関係する皮膚疾患は、日本では特にアトピー性皮膚炎、じんましん、円形脱毛症が多いと考えます。日本の統計的なデータはありませんが、筆者の経験では、アトピー性皮膚炎では 10～40%程度、じんましんでは 10～20%程度、円形脱毛症では 10%程度の患者さんがストレスと関係があると感じています。

　それに対して欧米では、乾癬やざ瘡においてストレスと関連している患者さんが多く、10～30%程度ではないかと考えられています。近年、欧米ではストレスと関連したアトピー性皮膚炎が増えつつあります[2]。

　心と皮膚疾患との関係についての研究は少なく、統計データや研究結果、治療効果などのエビデンスが少ないのが現状です。

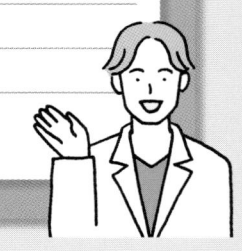

▶ 皮膚科心身症ってどういう疾患？

　皮膚科心身症とは、主に皮膚疾患が心理社会的なストレスによって悪化したり改善したりする状態と、皮膚疾患があるためにそれがストレスとなって社会的生活に支障が出る状態です。前者は<u>狭義の皮膚科心身症</u>といい、これは病名ではなく病態名になります。それに対して後者は皮膚疾患による適応障害といい、適応障害は精神科病名になります。これを<u>二次性精神疾患</u>と呼ぶこともあります。

　そのほかに、本来は精神科疾患であるにもかかわらず、皮膚に症状が現れるため、患者さんが皮膚科を訪れる疾患があります。皮膚寄生虫妄想や、抜毛症、皮膚むしり症、自傷性皮膚炎などがあります。これを<u>一次性精神疾患</u>といいます。

　さらに皮膚に発疹がないのに、ちくちくとした痛み、むずむず、ちりちり、焼けるような感じ、虫が這う感じなどを覚える<u>皮膚感覚異常症</u>という疾患もあります（表1）[3]。

● 狭義の皮膚科心身症

　狭義の皮膚科心身症には、アトピー性皮膚炎（心身症）が最も多いと考えられています。仕事のプレッシャーがかかったときに皮膚がかゆくなったり、赤くなったりして症状が悪化します。また、じんましんもストレスがかかったときに出やすいことがあります。特に自律神経が関係するコリン性じんましんでは、パニック発作などのときにじんましんが出たりします。円形脱毛症も比較的小さなものはストレスによって生じることがあります。

● 二次性精神疾患

　皮膚疾患による二次性精神疾患では、やはりアトピー性皮膚炎による適応障害が最も多いと考えられます。アトピー性皮膚炎によって顔が赤くなり、恥ずかしくて外に出られない、発疹がひどくなって治らないのではないかと不安になる、今の薬で本当によいのか不安になるなどがあります。その結果、不安症やうつ病になることも少なくありません。うつ状態から昼夜逆転の生活になったり、家に引きこもってまったく外に出られなくなったりすること

表1　精神疾患と皮膚病変の関係

	病態	主な疾患	対応
狭義の皮膚科心身症	心理社会的要因が皮膚疾患に影響している状態	アトピー性皮膚炎、じんましん、円形脱毛症、乾癬、ざ瘡など	ストレスとの関連に気づかせ、ストレスを緩和させる
一次性精神疾患	精神疾患であるが皮膚に症状が出るもの	皮膚寄生虫妄想、抜毛症、皮膚むしり症、自傷性皮膚炎など	精神科的な対応
二次性精神疾患	皮膚疾患による適応障害	皮膚疾患による不安やうつ状態	抗うつ薬、抗不安薬、認知行動療法など
皮膚粘膜感覚異常症	皮膚および粘膜の感覚の異常	皮膚感覚異常症、外陰部疼痛症など	抗精神病薬、抗てんかん薬など

※皮膚症状に対する向精神薬の利用：かゆみや痛みなどを向精神薬で治療する。

（文献3を参考に作成）

があります。また、医療に対する不安や不信感を持っていて、薬を処方しても使っていない場合もあり、そのようなケースは広い意味で皮膚疾患による適応障害に含まれます。アトピー性皮膚炎におけるステロイド忌避がその例の1つです。

●一次性精神疾患

一次性精神疾患では、前述のように抜毛症や皮膚むしり症の基盤に強迫症があり、それが皮膚に関する強迫行為という形で症状に出ています。皮膚寄生虫妄想は皮膚に虫がいると思い込んでいて妄想性障害を起こしています。そのため自分が精神疾患であるとは認めたくなく（病識の欠如）、あくまでも皮膚疾患であることにこだわります。自傷の場合は、基盤に虚偽性障害や境界型パーソナリティ障害などがあり、自分のむしゃくしゃした気持ちを落ち着かせるためや、他人へのメッセージとして、自分の身体に傷を付けてしまいます。

●皮膚感覚異常症

皮膚感覚異常症では、発疹がないのに皮膚にさまざまな感覚がある疾患で、多くはちくちくとした痛み、むずむず、ちりちり、焼けるような感じ、虫が這う感じ、などがあります。発症する部位は多様であり、粘膜部分に生じることもあります。ただし異常な感覚は上記のうち1種類であることが多いです。複数の異常な感覚が混在することはあまりみられません。

▶脳と身体に何が起こっている？

皮膚科心身症のメカニズムは、ほとんどがまだ解明されていません。特に狭義の皮膚科心身症では、生理学的にみると暗示による条件反射が形成されているのではないかと考えられます。実際に動物実験では免疫反応の変化を条件付けできることが、かなり以前に証明されています。

生化学的には、精神的ストレスによって神経伝達物質や神経ペプチド、サイトカイン、ホルモンなどが分泌され、免疫細胞の機能の変化を引き起こして皮膚症状の変化をもたらすと考えられます。しかしその詳細なメカニズムはまだ道筋が解明されておらず、現在はそれぞれの小さな現象が報告されているのみで、整理するには至っていません。また、この分野は精神神経免疫学といって、なかなか研究するのが難しい領域なので、論文の数も少ないのが現状です[4]。

例えば、アトピー性皮膚炎では、IL（インターロイキン）-4とIL-13に対する抗体製剤が治療薬としてあります。この治療薬は難治性のアトピー性皮膚炎に効果があります。一方で、この抗体製剤がアトピー性皮膚炎の患者さんのうつ状態も改善するといわれています。そのメカニズムは現時点では不明ですが、IL-4とIL-13がうつ状態と関連していることが推測できます。

▶ どんな治療をする？

　皮膚科心身症の治療には、本来は皮膚科の知識と精神科の知識を持ち合わせた精神皮膚科医が行うのが理想的です。しかし、精神皮膚科医は日本では極めて数が少ないので、実際は皮膚科と精神科や心療内科が共同で治療していくのがよいでしょう。

●狭義の皮膚科心身症の治療

　狭義の皮膚科心身症の治療では、まず患者さんに心理社会的ストレスと皮膚症状の状態の関係（心身相関）に気づいてもらうことが大切です。それに気づいていない場合は、気づいてもらうことから始めます。そして患者さんが心身相関に気づいたら、心理社会的ストレスを軽減する方法を検討します。例えば、気分転換をしたり、休養をとったり、ストレスにとらわれないようにできるだけほかのことを考えたりすることなどを提案します。これをストレスがかかったときの対処方法にしてもらいます。

　また、不安や抑うつ気分を伴っていれば、抗不安薬や抗うつ薬を用いることもあります。それと同時に皮膚疾患の治療を行っていきます。ストレスがかかったときの対処方法を患者さんに知ってもらい、次にストレスがかかったときに皮膚症状が悪化しないように対応してもらいます。

●二次性精神疾患の治療

　二次性精神疾患の場合は、皮膚症状があることで不安やうつ状態になったりするので、皮膚症状の治療を行うと同時に、不安やうつ状態の治療を行います。抗うつ薬や抗不安薬の内服、認知行動療法などを用いて精神症状を治療します。ポイントは皮膚症状にとらわれないようにしていくことです。また、患者さんが医療に対して不安や不信感を持っており、そのために薬を十分に使わず、効果が出ていない場合は、薬や治療法の説明を詳しく行って、疑問点を解決していき、不安や不信感を減らしていくことを目指します。ただしアトピー性皮膚炎でのステロイド忌避については、なかなか不安や不信感が取れないことがあります。親が子どもの治療法を決定している症例では、親に対するアプローチが大切になります。

●一次性精神疾患の治療

　一次性精神疾患の抜毛症や皮膚むしり症の場合は強迫症の治療になるので、選択的セロトニン再取り込み阻害薬や、一部で抗精神病薬の併用も行いながら、セルフモニタリングやハビットリバーサル（不適切な運動に拮抗する動きを意識的に行う）などの行動療法を行います。皮膚寄生虫妄想では抗精神病薬の内服をしてもらいますが、病識がないので受け入れが困難なこともしばしばあります。自傷性皮膚炎については、虚偽性障害や境界型パーソナリティ障害などの治療になるため、支持的な精神療法を中心とした治療になり、症状に応じて抗うつ薬や抗精神病薬を併用することもあります。もちろん傷に対しては必要に応じて皮膚科治療を行います。

●皮膚感覚異常症の治療

　皮膚感覚異常症の治療は、感覚の妄想になるので抗精神病薬の内服を中心とした治療で改

善することが多いです。しかし、なかには難治性のものもあり、認知行動療法などを併用することもあります。

皮膚科心身症 の徴候に支援者が気づくための ＼アセスメントのポイント／

　支援者が皮膚科心身症の徴候に気づくには、まず皮膚症状が見える範囲で変化しているかどうかや、掻破する行動、あるいは制限されている行動などを観察することが大切です。それとともに、本人が心理社会的ストレスを抱えていないかを面談などで把握していくのがよいでしょう。そうすることによって、それらが相関しているかどうかなどを検討します。

　皮膚疾患による不安やうつ状態については、顔の表情や、睡眠の障害、食欲の低下などを観察して、面談を行って気分の状態を聞くのがよいと思います。皮膚科の患者さんの QOL 評価に使える Dermatology Life Quality Index（DLQI）の日本語版[5] があるため、それを補助的に使うのもよいかもしれません。質問は 10 問なので、すぐに回答してもらえます。

　また、強迫的な行為がないかも観察が必要です。毛を抜いていないか、指をかんでいないかなどを観察します。本人の部屋などに毛が落ちていないか、かんだ皮膚が落ちていないかを観察します。

　皮膚寄生虫妄想の人は、「皮膚に虫が付いている」と言ってむしっていることがあります。また、殺虫剤や消毒液を身体や顔に塗ったりすることもあります。そのような異常行動がないかを観察します。

　皮膚感覚異常症は、本人にしか異常感覚はわからないので、行動は異常を示さないことが多いです。その代わりに「かゆみはありませんか」などを問いかけると、本人が感じていることを話してくれると思います。

治療につなげるには どう伝える？

■ 狭義の皮膚科心身症

　狭義の皮膚科心身症では、仕事が立て込むと皮膚症状が悪化するといった主訴で来院することが多いため、「皮膚の調子が悪いのはどんなときですか」などと問いかけるのがよいと思います。本人が心身相関に気づいていない場合は、周りの人から見てストレスと関係がありそうなことを本人に伝えるのがよいでしょう。そしてまずは皮膚科の受診を勧めてください。その際、皮膚科医に状況を伝えておき、皮膚科医の判断で精神科医や心療内科医と共同で診療していくかを決めてもらいます。

■ 二次性精神疾患

　二次性精神疾患の場合は、精神症状が出ているので、通常は皮膚科の受診と同時に精神科や心療内科の受診を勧めます。「皮膚の治療と気分の治療を同時並行で受けましょう」と伝えるのがよいでしょう。

■ 一次性精神疾患

　一次性精神疾患の場合は、本来は精神科で治療を受けるのがよいのですが、皮膚に症状が出るため皮膚科を受診する患者さんが多いです。精神皮膚科医に紹介できればよいのですが、数が少ないのが現状です。皮膚科に受診してきた場合、「この病気はやはり精神科で治療を受けられるのがよいと思います」と伝えて精神科医に紹介するのがよいでしょう。しかし皮膚寄生虫妄想などの妄想がみられる場合は受け入れられないことがあるので、そのときは対応が困難になります。

■ 皮膚感覚異常症

　皮膚感覚異常症の多くは少量の抗精神病薬で改善するので、皮膚科で抗精神病薬を処方するのが理想的ですが、現実では皮膚科医が処方するのは困難なので、精神皮膚科医や精神科医を紹介するのがよいでしょう。

引用・参考文献

1) 羽白誠ほか．"アトピー性皮膚炎"．心身症診断・治療ガイドライン2006．東京，協和企画，2006，250-80．
2) Dalgard, FJ. et al. The psychological burden of skin diseases：a cross-sectional multicenter study among dermatological out-patients in 13 European countries. J Invest Dermatol. 135（4），2015，984-91．
3) Koo, JY. et al. Psychodermatology. J Am Acad Dermatol. 43（5 Pt 1），2000，848-53．
4) Hashiro, M. et al. The relationship between the psychological and immunological state in patients with atopic dermatitis. J Dermatol Sci. 16（3），1998，231-5．
5) Qualitest株式会社．皮膚の状態に関するアンケート．https://www.qualitest.jp/qol/files/dlqi.pdf（2024.6.25閲覧）

（羽白　誠）

8 本態性高血圧

🔍 本態性高血圧とは

　高血圧は 20 歳以上の国民のおよそ 2 人に 1 人が該当するといわれており、心筋梗塞などの心血管病や脳卒中の主な要因です[1]。高血圧は、収縮期血圧が 140mmHg 以上かつ／または拡張期血圧 90mmHg 以上と定義されています。

　高血圧には本態性高血圧と二次性高血圧があります。二次性高血圧は、甲状腺や副腎の病気、睡眠時無呼吸症候群などのような、ほかの疾患が原因で起こるものを指します。一方、本態性高血圧はそのような原因のない高血圧を指し、その割合は高血圧症全体の約 90％に上ります。本態性高血圧は、生活習慣因子（塩分過多、肥満、過量飲酒、喫煙、運動不足など）や、遺伝的因子、環境因子（暑さ・寒さ、騒音、災害、感染症などによるストレス）、心理社会的ストレス因子などが組み合わさって起こると考えられています。

✓ 最新エビデンス

　心理社会的ストレスと高血圧との関連を検討した研究を統合したメタ解析の論文では、心理社会的ストレスを有する人は、ストレスがない人に比べ高血圧のリスクが 2.4 倍上昇すると報告されています[2]。

　また、ストレスが関連する高血圧は、ストレス場面で血圧が上昇することが特徴です。病院受診時の診察室で測定する血圧のみ高血圧を呈する場合を「白衣高血圧」、家庭や職場など病院以外の場所でのみ高血圧を呈する場合を「仮面高血圧」といいます。白衣高血圧は持続性高血圧（どの場面でも高血圧を呈する）へ進展しやすく、注意が必要です。仮面高血圧は持続性高血圧と同程度に死亡リスクが高いという報告もあり[3]、いずれも早期発見や適切な治療が必要と考えられます。

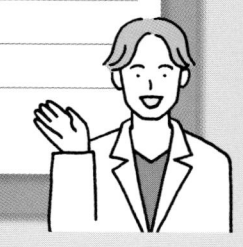

▶ 本態性高血圧ってどういう疾患?

● 高血圧の定義

高血圧の定義は、病院で測定した場合は収縮期血圧140mmHg かつ／または拡張期血圧90mmHg 以上、自宅で測定した家庭血圧では収縮期血圧135mmHg かつ／または拡張期血圧85mmHg 以上とされています（国際高血圧学会、日本高血圧学会）。

● 高血圧であることのリスク

高血圧とは、血管内の圧力が高くなっている状態を指し、この状態が続くと動脈の壁が固く狭くなる動脈硬化という状態になります。動脈硬化は脳梗塞、脳出血、心筋梗塞、腎不全などの原因になります。ストレス性の一時的な高血圧が含まれる白衣高血圧や仮面高血圧でも、持続性高血圧と同様に動脈硬化を起こしているという報告もあります[4]。

● 高血圧の症状

高血圧では頭痛や目まいなどの自覚症状を伴うこともありますが、ほとんどは無症状で経過するため、発見が遅れたり、放置されてしまったりすることがあります。健康診断などの血圧測定で、早期発見・早期治療につなげることが大切です。

● 測定における注意点

血圧は状況で変動するため、病院だけでなく自宅で測定する家庭血圧値も重要です。近年では24時間血圧を測定するABPM（ambulatory blood pressure monitoring：24時間自由行動下血圧測定）という方法も有用とされています。

▶ 脳と身体に何が起こっている?

● ストレスが高血圧に関連するメカニズム

ストレスと血圧上昇には次の2つの経路が関係しているといわれています（図1）。

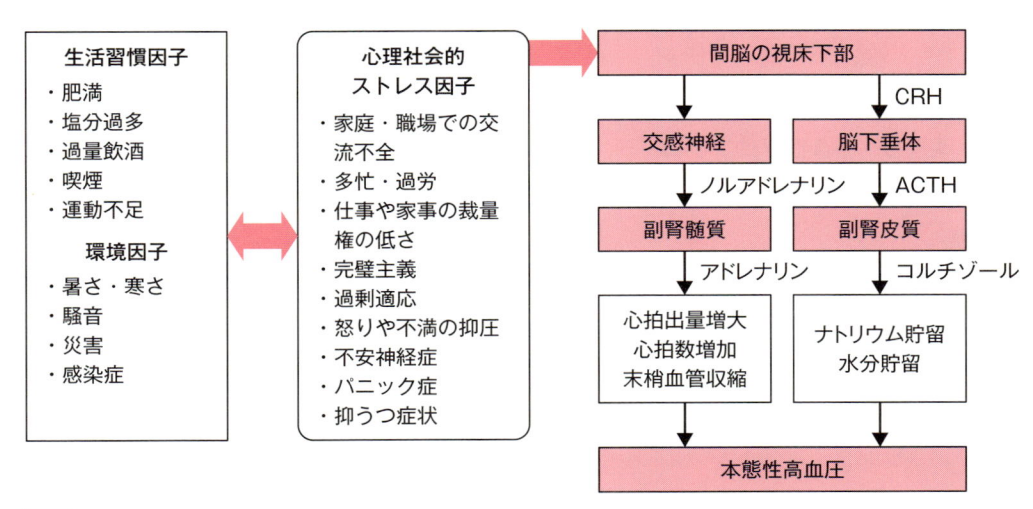

図1 高血圧のメカニズムと関連する因子

1) 視床下部 - 交感神経 - 副腎髄質系（Sympathetic-Adrenal-Medullary axis：SAM軸）

　ストレスによって間脳の視床下部が活性化すると、交感神経が活性化し、ノルアドレナリンが放出され、副腎髄質からアドレナリンが放出されます。これらのホルモンや交感神経の活性化は、心臓の拍動を強くし、心拍数を増加させ、四肢の末梢血管を収縮させるため、血圧が上昇します。

2) 視床下部 - 脳下垂体 - 副腎皮質系（Hypothamic-Pituitry-Adrenal axis：HPA軸）

　ストレスによって間脳の視床下部が活性化すると、CRH（corticotropin releasing hormone：副腎皮質刺激ホルモン放出ホルモン）が放出され、脳下垂体からACTH（adrenocorticotropic hormone：副腎皮質刺激ホルモン）が放出され、副腎皮質からコルチゾールが分泌されます。コルチゾールは体内にナトリウムを貯留させるため、身体の水分量が多くなり、血圧が上昇します。

●高血圧に関連する心理社会的ストレス（図1）

　高血圧に関連する社会的ストレスとしては、家庭や職場でのコミュニケーション不全によるストレスや多忙・過労、仕事や家事で振り回される状況（裁量権の低さ）などが考えられています。性格の傾向としては、真面目で完璧主義な人や過度に他者に合わせる性格（過剰適応）の人が、怒りや不満を抑圧しているときに血圧が上昇しやすいようです。

　精神的な症状として、不安神経症やパニック症、抑うつ症状を持っている人も血圧が上昇しやすいといわれています。これらの心理社会的ストレス因子は、肥満、塩分過多、過量飲酒、喫煙、運動不足などの生活習慣因子や暑さ・寒さ、騒音、災害、感染症などの環境因子とも相互に関連し、血圧上昇に影響すると考えられています。

▶ どんな治療をする？

　本態性高血圧は主に内科で治療されますが、心理社会的要因が大きい場合は心療内科や精神科と連携し、心身医学的アプローチ[5]を併用していくことになります。主な治療法として以下のようなものがあります。

●薬物療法

　基本的には降圧薬や利尿薬での薬物療法が主になりますが、ストレスによる血圧変動が大きい患者さんや不安神経症・パニック症などがある患者さんには、抗不安薬や抗うつ薬を併用します。

●ストレス要因に対するカウンセリングと環境調整

　カウンセリングではストレスについて傾聴し、患者さんの気持ちを認証していきます。不安感が高い場合は「心配ないですよ」「大丈夫ですよ」などの安心できるような声かけを行

います。社会的要因については、職場の部署異動や業務軽減、家族面接などで環境調整ができるかを話し合います。

●リラクセーション法

自律訓練法、イメージ療法、呼吸法、ヨガ、瞑想、マインドフルネスなどのリラクセーション法を用いて緊張を緩和していきます。

●バイオフィードバック法

血圧計や筋電図、脳波計などを装着し、経時的に数値やグラフを見ながら、自ら数値が安定するようにコントロールしていく方法です。上述のリラクセーション法を併用することもあります。

●アニマルセラピー

アニマルセラピーには、動物との触れ合いによるストレス緩和効果と、動物を介した他者との交流による社会性改善効果があるといわれています。

本態性高血圧 の徴候に支援者が気づくための ＼アセスメントのポイント／

高血圧は職場や地域の健康診断で指摘されることが多く、そのような機会がなくとも、体調不良があればまず血圧を測るのが通常診療であるため、比較的見つかりやすいと考えられます。

ストレスが本態性高血圧に関連しているかどうかは、居る場所やストレスエピソードの有無で血圧が変動する徴候があれば参考になります。血圧が上昇した状況やストレスエピソードを丁寧に聴取することで、要因が見えてきます。心理社会的因子を持っている患者さんは、信頼関係を築くのが難しいタイプの人、不安感・緊張感が高い人、人に過度に合わせようとして自分自身のことに気づかない過剰適応タイプの人も多いので、焦らずに時間をかけて傾聴していくことが大切です。また、ストレス自体に気づいていないこともありますので、気になることなどから聞いていくのもよいでしょう。

本人から情報を引き出すには、否定したり安易に解決法を提案したりせずに、そのときの本人の感情にフォーカスし、「そのような状況ではそう感じて当たり前である」と受容し、安心して自然に話せるような雰囲気をつくることが効果的です。患者さんは特にネガティブな感情を出しにくいので、こちらから「それはイラっとしますよね」「それはきついですよね」などと、否定的な感情を持つのは当たり前というように刺激すると話しやすくなることがあります。

治療につなげるには どう伝える？

　高血圧で内科を受診できても、心療内科や精神科へ紹介するときに抵抗感を持つ患者さんもいます。心理的アプローチが必要な場合は、血圧が上昇する状況を聴取し、ストレス要因と血圧上昇に関連があることをフィードバックし、丁寧に説明していく必要があるでしょう。

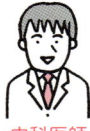
内科医師

ここ最近また血圧が上がっていますね。思い当たることはありますか？

薬も飲んでいるし、塩分も控えめにしています。運動もジムに通っているのですが……最近あまり行けていないからかな……。

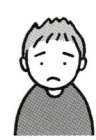
患者さん

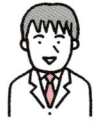

最近ジムに行けていないんですね。

そうなんですよ。なんだか忙しくて。

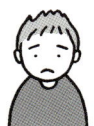

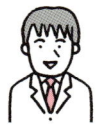

今、お忙しいんですね。

そうなんです。仕事が、繁忙期っていうか。

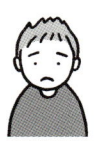

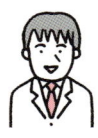

それは大変ですね。帰りは何時ごろになりますか？

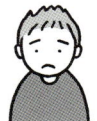

えーと、午後8時くらいかな。

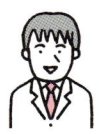

そうすると寝るのは何時ごろになりますか？

夕飯が午後10時くらいで、お風呂に入ったりなんかしていると午前1時を過ぎたりしていますね。

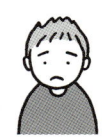

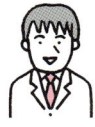

なるほど、そうすると夕飯も遅くなるし、睡眠時間も短くなってしまいますね。

そうですね、寝不足もあるかな。

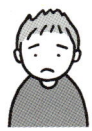

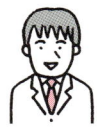

お忙しいみたいですが、仕事内容はどんな感じですか？

この時期、注文が多くて、ばたばたしています。あと、社員が1人辞めてしまって、その人の仕事が自分に回ってきていて。デスクワークなんですけど、ずっとパソコンに向かっていて、目も痛いし、肩も凝るし、頭痛もします。

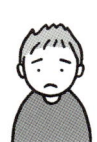

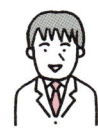

それは大変ですね。そんな状況だったら血圧も上がりますよね。

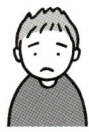

そうかもしれません。

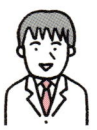

疲労がたまると思うので、休みの日はゆっくり休養するようにしてください。新しい人が入るといいですね。もしずっと血圧の高い状態が続くようであれば心療内科を紹介することもできますよ。心療内科では心理的な側面からのアドバイスをしてくれるかもしれません。

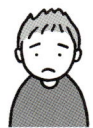

そうですね。まずはなるべくゆっくりするようにします。

疾患の理解につながる 本・映画

　以下の小説、漫画、アニメの登場人物は本態性高血圧を含む心身症を発症しやすいパーソナリティ（失感情症や過剰適応など）の特徴を有しており、ストーリーの中での回復過程も含めて参考になると思います。

- 小説・アニメ「バイオレット・エヴァーガーデン」（原作：暁 佳奈、京都アニメーション）のバイオレット・エヴァーガーデン
- 漫画・アニメ「鬼滅の刃」（原作：吾峠 呼世晴、集英社）の栗花落カナヲ
- 漫画「親に整形させられた私が母になる」（著者：グラハム子、KADOKAWA）のエリカ

引用・参考文献

1) 厚生労働省. 高血圧. 2023. https://www.e-healthnet.mhlw.go.jp/information/metabolic/m-05-003.html（2024. 5.21 閲覧）
2) Liu, MY. et al. Association between psychosocial stress and hypertension：a systematic review and meta analysis. Neurol Res. 39（6）, 2017, 573-80.
3) Staplin, N. et al. Relationship between clinic and ambulatory blood pressure and mortality：an observational cohort study in 59124 patients. Lancet. 401（10393）, 2023, 2041-50.
4) Fukuhara, M. et al. White-coat and masked hypertension are associated with carotid atherosclerosis in a general population：the Hisayama study. Stroke. 44（6）, 2013, 1512-7.
5) 飯田俊穂. 循環器心身症の心身医学的アプローチ法. 心身医学. 60（5）, 2020, 417-24.

（柴田舞欧）

児童思春期の精神疾患・ストレス関連疾患

1 親にどう伝えるか

▷ はじめに

　児童思春期の精神疾患・ストレス関連疾患には、神経発達症（発達障害）や、身体症状症および関連症群、不安症（不安障害）、気分障害（うつ病、双極症〔双極性障害〕）、強迫症（強迫性障害）、早期発症の統合失調症などがあります。児童思春期における臨床の特徴は、疾患というよりも不登校やゲーム依存といった状態（状況）に対して医療的な介入を行うことがまれではないことです。したがって第3章では、児童思春期に遭遇しやすい不登校・ひきこもり、ゲーム障害について詳しく解説します。本書の読者のなかには日々学校で子どもと接しているスクールカウンセラーも少なくないはずです。ここでは特定の疾患に絞らずに、学校などの現場（医療機関以外）において何らかの症状や不調を呈している子どもに遭遇したときに、家族（特に親）にその状況をどのように伝えるかといったコツをお伝えします。子どもの状況を親に上手に伝えることで、子どもを適切な医療機関にスムーズにつなぐことができるようになります。ぜひ参考にしてください。

▷ 児童思春期とは

　乳幼児期までは養育者との密接な関係、親の懐のなかで子どもは成長していきます。児童思春期においては、その懐から出て第三者の人たちとの関わりを軸として大人への歩みを進めます。学童期では小学校を主な場として、自宅でのかけがえのないただ1人の存在（only one）からたくさんいる子どものなかの1人（one of them）として扱われ、社会的な三人関係の世界に入っていきます。「遊び」と「学び」とを通じて、現実社会のひな形のなかで社会的な経験を積み重ね、大人として実社会を生きるための基本的な力を磨いていきます[1]。学童期の後に到来する思春期の発達課題としては、第二次性徴の芽生え、急激な身体変化に基づく心理的動揺、両親との関係の見直しと自立に向けてのあがき、新たなアイデンティティ確立への努力、などがあります。この過程でさまざまな不安、挫折、失意、絶望などの心理的体験を持つこととなります[2]。

▷ 症状がみられる子どもの親へ、医療につなぐための伝え方

　子どもの行動上の問題を親に伝える前に、まずは親との信頼関係が必要となります。信頼関係が構築されていない相手から正論や問題を指摘された場合は不安を助長するだけに終わることや、そんなことはないと否認に終わることがあります。親との信頼関係を築くためには、①行動上の問題ばかりに注目せずに、できていることやポジティブな部分・健康的な部分に注目すること、親・子どもの頑張りをフィードバックすること、②親の話を否定せずに

よく聞くこと、③親が感じていることに思いをはせること、が必要となります。

　信頼関係が構築できたら、その後に行動上の問題を伝えます。問題を伝える際には「お子さんは人よりも意志が強くて粘り強い良い面がありますが、場合によってはこだわりが強く、頑固さんで切り替えが苦手なときがあります」「行動力があり、エネルギーがとても高いのは長所ですが、みんなと一緒に行動をするときに落ち着きにくい面もあります」など、特性が生かされている状況も添えると受け入れやすい場合があります。身体症状が主な場合には「子どもは不安やつらいこと、心のもやもやをうまく言葉に変換して外に出すことがまだ苦手です。しかし、心にためるには限界があるので、自分の心を守るために、身体の症状として外に現れることがあるみたいです」と伝えたり、強迫行為や精神病症状（幻覚、妄想）がある場合には「頭が忙しくなっていて、周囲から見たら理解に困るようなことが起きていますね。本人も周りの人もとてもつらそうですね」などと表現したりすることがあります。

　そして、「子どもがどう感じているのか、現在みられている行動にはどんな意味があるのか、一度専門の人に聞いてみると対応方法がわかるかもしれません」などと話し、診察を促すとスムーズにつながることがあります。

引用・参考文献

1）　滝川一廣. 子どものための精神医学. 東京, 医学書院, 2017, 376.
2）　村田豊久. 子どものこころの不思議：児童精神科の診療室から. 東京, 慶應義塾大学出版会, 2009, 210.

（黒田葉平）

第3章

1 親にどう伝えるか

2 児童思春期の精神疾患・ストレス関連疾患の代表的な治療・アプローチ

▶ 実際の治療・アプローチ

　ここでは、前項で述べたような児童思春期の精神疾患・ストレス関連疾患への実際の医療場面における治療とアプローチを紹介します。一般的に精神科外来では「自己理解（自己洞察）の促し」「家族への理解の促し」「環境調整」「薬物療法」などが行われています。児童思春期においては、まずは薬物療法よりも自己理解・家族の理解や環境調整に重きが置かれます。

　初診では本人・家族から、受診までの経過を聞きます。生まれてから現在までの経過を丁寧に聞くことが重要なため、おおむね 1 時間以上かかります。話を聞きながら、本人の様子を観察します（表情変化、距離感、理解度、意欲、相互コミュニケーションの質など）。その後、必要に応じて心理検査を行います。

　それらの情報をもとに、困りごと（目に見えている問題行動）の背景には何が隠れているのかを総合的に判断します。「本人の何かが悪いから問題行動が起きている」という考えではなく、「本人と環境にミスマッチがあり、本人なりの対処行動をとっている」と捉えることが大切です。児童精神科医の役割はそのミスマッチを説明し、本人と周囲に理解をしてもらう通訳者のような役割があります。

● 自己理解の促し・家族への理解の促し

　自己理解を促す場面では、年齢に応じてどの程度の説明を行うかが異なります。実際の年齢（生活年齢）よりも理解力や知的・精神的発達水準を考慮して、説明内容を検討します。未就学〜小学校低学年くらいの理解力や知的・精神的発達水準があれば、症状に親しみやすい名前を付けて外在化し、どう対処するかを一緒に検討します。例えば、「怒りやすい」ことが問題となっている場合は「怒りん坊虫が頭にくっつくことがあるんだね」「怒りたくなくても怒ってしまうんだね」「どんなときにくっつくかな？」「怒りん坊虫がくっつきにくくなるにはどうしたらいいかな？」「頭にくっついてしまったときはどうしようか？」などと話して一緒に作戦を考えます。小学校高学年程度であれば、図やイラストを示しながら簡潔に疾病の説明をして、一緒に対処法を検討することもあります。その際には本人の不安や心配を十分に抱えたうえで、「何か治らない大変な病気にかかってしまったわけではないこと」「日ごろの行いが悪いから（悪い子だから）、このようなことになったのでないこと」「対処法、解決策があること」を説明します。イラストや図は Web サイトの「子ども情報ステーション」[1] が参考になります。

　いずれの場合も、自分の得意なことや苦手なことへの気づきをもとに、現在見られている行動上の問題や症状を外在化して（言葉にして）一緒に眺め、検討することが目的の 1 つと

なります。この作業には家族にも参加してもらい、現在起きている問題は本人の性格や努力不足が原因ではないことを本人だけでなく家族にも理解してもらい、一緒に眺めながら解決策を考えます。こうした理解が家族からも得られると、これまで本人に厳しい声かけをしていた家族でも、自然と優しい声かけに変わることが多いです。

　また、子どもが本来持っている「良くなる力・成長する力」を引き出すためには「ストレングス（強み、健康的な部分）」に注目し、支援を組み立てることも大切です。最初は支援者側から本人にストレングスを伝えます。表に出ているわかりやすいストレングスのみでなく、見逃されがちなストレングスも拾い集めて本人に伝えます（ストレングスのかけらを集めて本人に渡していくイメージ）。自分のストレングスに最初は気づかなくてもだんだんと気がつくようになり、「良くなる力・成長する力」がぐっと育っていきます。

　この取り組みは普段の支援から有効ですが、支援が行き詰まった際にも力を発揮します。支援が行き詰まっているときは、どうしても本人の問題行動に注目が高まり、結果的に注意や指導が多くなり、さらに本人が反発してしまうような悪循環が形成されます。大変難しいことだと筆者も理解していますが、可能な限り、望ましい行動や健康的な部分に注目し、ポジティブな言葉かけや、当たり前のことでもできていることを言語化して伝える（例えば、短い間でもじっと座れているときに、「じっと座れているね」などのほめる言葉かけをするなど）ことで、本人の「良くなる力」を引き出すきっかけとなります。加えて、支援者と本人の信頼関係の再構築につながり、伝えたい言葉が本人の耳に入りやすくなります。

● **環境調整**

　環境調整では自宅環境のほか、園や学校などの社会場面において支援者と協力しながら、本人がみんなと同じスタートラインに立てるような環境調整（合理的配慮）、相談調整（いつ、どこで、誰に、どのような手段で相談するかの設定）、クールダウンのための場所の設定などを行います。

● **薬物療法**

　薬物療法は症状を直接的に取り除くほか、本人の成長を促す目的で処方することもあります。「薬は自転車の補助輪のような役割もあります。成長して 1 人で自転車を乗りこなせるまでは補助輪は付けておいたほうが練習に励むことができますし、転んだ場合にも大きな傷ができる可能性が低くなります。本人がしっかり成長してきたら補助輪は外すことができます」と、薬を自転車の補助輪に例えて説明することがあります。本人に説明するときにも「薬であなたの悪いところを治す」というニュアンスよりも「成長を促す目的」や「生きづらさが解消されて過ごしやすくなるためのアイテム」として伝えると受け入れてもらいやすいです。

　薬物療法を開始するケースとしては不眠症、生活リズムの乱れ、易刺激性・不穏・焦燥感、パニック、頭ではわかっていても不安が強くて行動ができない状態、気分の波が大きい、抑うつ・意欲低下が強い、強迫症状、幻覚症状、感覚過敏が強い、不注意症状や多動 - 衝動性

症状があるときに検討をします。薬物の種類としてはメラトニン製剤、睡眠薬、抗精神病薬、抗うつ薬、気分安定薬、神経刺激薬（ADHD 治療薬）が知られています。

●その他のアプローチ

　その他のアプローチとしては心理療法やソーシャルスキルトレーニング（SST）も知られています。心理療法の一種であるプレイセラピーでは、安心安全な環境で子どものペースで絵を描くことやさまざまな遊具を用いて遊びを行ってもらい、セラピストは遊びに伴走します。遊びを通じて、子どもが抱えている心の不安や葛藤、希望や願望を表現してもらい（無意識）、それをセラピストが読み取ります。不安や葛藤などをセラピストに抱えてもらったり、少しずつ自分でも抱えられるようになることの手助けを行っていきます。おおむね中学生以降の発達年齢であれば言語を介した個人カウンセリングの導入も検討されます。

　SST は「（社会）生活技能訓練」とも呼ばれ、対人場面や社会的場面における認知・理解の促進を促し、その場に適した振る舞いを子どもと一緒に考えます。ルールやマナーを知る、円滑なコミュニケーションをとる、適切な援助要請を出す、相談をするなどのスキルを増やしていくことが目標です。セッションで得た知識を日常生活に般化させるためには、練習や小集団での実践トレーニングが必要です。

引用・参考文献

1）　NPO 法人 運営ぶらすあるは．子ども情報ステーション．https://kidsinfost.net/（2024.7.5 閲覧）

（黒田葉平）

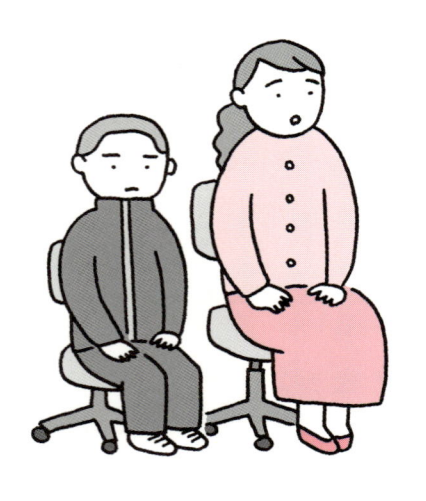
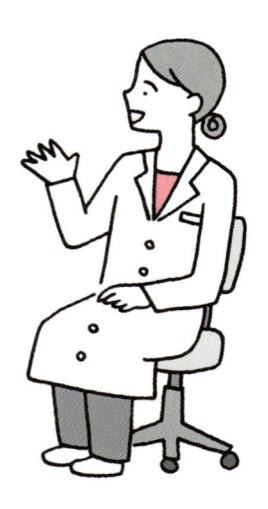

3 発達障害とそのグレーゾーン・二次障害

🔍 発達障害とは

　発達障害（神経発達症）とは生来の脳機能の特性（障害）により、行動や認知のパターンに違いがあるために、日常生活や対人関係、学業や仕事に支障がある状態をいいます。代表的なものとして、対人関係の苦手さ、コミュニケーションの苦手さ、強いこだわりといった特徴を持つ「自閉スペクトラム症（ASD）」や、不注意（注意、集中が難しい）、多動性（じっとしていられない）、衝動性（考えずに行動してしまう）の３つの症状を中心に特徴づけられる「注意欠如・多動症（ADHD）」があります。また認知面の症状がみられるものに限局性学習症（SLD）／学習障害（Learning Disorder；LD）があります。これは認知能力のアンバランスさによって特定の学習に関する力が著しく低い状態です。全体的な知的能力に発達の遅れはないにもかかわらず、読みや書き、計算など特定の課題の習得だけがほかに比べてうまくいかないということが起こります。

　こうした発達障害はそれぞれに独立したものではなく、ASD に ADHD や SLD が重複するケースが多く報告されています。また ASD や ADHD に全体的な知的能力の遅れが伴う場合もあり、的確な診断と評価によって一人ひとりの特性に応じた治療と環境調整、学習支援を行うことが求められます。

✔ 最新エビデンス

　ASD の有病率は報告によって差がありますが、国内においては全人口の約 50～100 人に 1 人（1～2%）の割合で診断を受ける可能性が指摘されています。男性に多くみられ、女性の 2～4 倍ともいわれています [1]。就学前の 5 歳児を対象とした調査では 3.22% という結果が出ており [2]、これまで国内で考えられていた有病率よりも高い数値であることが明らかになりました。ADHD についても報告によって差がありますが、学齢期で 3～7% の有病率が推定され、年齢が上がるにつれて低下します [3,4]。学齢期の男女比は 2～5：1 ですが、成人では性差が少なくなると報告されています [3,5]。SLD の認知度は ASD や ADHD と比較して低く、有病率について検討した研究も多くありません。2012 年に文部科学省が行

った調査では、通常学級に在籍する児童生徒の 4.5%に学習障害が疑われる水準での学習の困難がみられ、男児が女児の約 2 倍という報告でした [6]。発達障害の根本的な原因は明らかになっていないものの、生まれつきの脳機能の異常によるものと考えられています。子育ての失敗が影響したのではないかと悩む人も少なくありませんが、これまでの多くの研究から親の育て方やしつけ方などが原因ではないことがわかっています。

●早期治療・回復のアウトカム

　ASD や ADHD は早ければ 1 歳半の乳幼児健康診査でその可能性を指摘されることがあり、発達の偏りが疑われる子どもに早期の段階から療育（発達支援）を行うケースが増えてきています。療育とは、一人ひとりの子どもの発達の状態や障害特性に応じて、その子どもの発達を促し、自立して生活できるように援助する取り組みです。スモールステップでプログラムを学ぶことで、コミュニケーションや身体の使い方、順序立てた行動といった生活に必要なスキルを身につけやすくなります。一方で SLD は、本格的な学習に入る小学生ごろまで判断が難しい障害です。特定の分野で苦手なことがある点を除けば発達の遅れはみられないため、「頑張ればできる」「勉強不足」と捉えられがちです。支援の必要性が見逃されることで子どもの自信の低下につながる可能性があり、注意が必要です。

　発達障害（傾向）のある本人が、人として尊厳と自尊心を持って社会のなかで生活していくためには、幼少期から本人の自尊心を育む、親や周囲の人の関わり方が重要となります。発達障害（傾向）のある子どもを持つ家族への支援である「ペアレントトレーニング」は、親の関わりと心理的ストレスの改善、子どもの適切な行動の促進と不適切な行動の改善を目的としたプログラムです。子どもの行動の理解、ほめ方、具体的な環境調整のポイント、不適切な行動への対応などを、グループワークやホームワークを通して実践的に学びます。

　発達障害は、年齢とともに発達を重ねていくなかで目立つ症状が変化します。成人期で初めて受診した場合、発達障害の併存が明らかになることで、適切な治療を選択できるようになり、症状の軽減・改善を図ることができるといったメリットが考えられます。

▶ 発達障害ってどういう疾患？

●ASD

　ASD は「社会的コミュニケーションおよび対人的相互反応における持続的な欠陥」と「行動や興味または活動の限定された反復的様式」を中核症状とする発達障害です。

1）社会的コミュニケーションおよび対人的相互反応における持続的な欠陥

　中核症状の 1 つ目は「情報伝達や意思疎通と対人的な関わりにおける質的障害」と捉えることができます。具体的には下記のような例がイメージできます。

◆ 人との関わりが一方的である、やりとりのなかで感情を共有することが難しい

◆ やりとりのなかで、相手に向けてアイコンタクトや表情、身振り手振りを用いた非言語的なコミュニケーションを図ることが難しい

◆ 他者に対する関心が乏しい、働きかけ方がぎこちない、過度に少ない、過度に近すぎるなど不適切である

　乳幼児期には、指さしや共同注視が乏しい、他児への興味が乏しい、おもちゃをもらう - あげるといった双方向のやりとりに発展しにくい、模倣遊びの要領を得るのが難しい、「ただいま - おかえり」「〜してあげる - 〜してもらう」といった対語の使い分けが難しいといった例が挙げられます。

2）行動や興味または活動の限定された反復的様式

　中核症状の 2 つ目は「行動や興味または活動の幅が狭く、何度もパターンを繰り返すこと」として捉えることができます。具体的には下記のような例がイメージできます。

◆「手をひらひらさせる」「くるくる回る」「ぴょんぴょん跳ねる」という常同運動や、物を 1 列に並べるなど反復的な使い方をする

◆ オウム返し（エコラリア）での応答がみられる

◆ こだわりが強く、日常生活のささいな変化を嫌がって、ルーチンが乱れると非常に混乱したり、同じ質問やフレーズを繰り返すなど儀式的な行動を好んだりする

◆ 特定の物や狭い範囲のことに関して過度に興味を持ち、時間を忘れて没頭したり、「〇〇博士」と言われるほどの知識を持っていたりする

◆ 子どもの泣き声、洋服のタグといった特定の音や触感への過敏さ、あるいは痛み・熱さ・冷たさへの鈍感さ、光・におい・回転する物体など周囲の感覚刺激に異常なほど興味を持つ

　こうした症状が幼少期から存在し、症状全体によって日常生活に支障が出ているかも診断のポイントとなります。ただし、年齢や環境によって社会的に求められる行動の水準が異なるため、能力以上のことを周囲から求められない限りは症状として明らかにならない場合があります。

●ADHD

　ADHD は「不注意」「多動性」「衝動性」の 3 つの症状を中心とした障害です。これらの

症状が 12 歳以前から存在し、複数にわたって一定期間症状が続いていること、それらの症状によって生活に支障が出ていることが診断の条件に必要です。

1）不注意症状

不注意症状の具体例としては以下が挙げられます。

◆ 持ち物や予定をよく忘れてしまう
◆ 直接話しかけられたときに、しばしば聞いていないように見える
◆ 周囲の刺激によって気が散りやすく、1 つの活動のなかで注意・集中を維持しにくい
◆ 順序立てて行動することが難しい
◆ 努力や時間を要する課題に取り組むのを先延ばしにしたり、避けたりする

2）多動 - 衝動性症状

また、多動 - 衝動性症状の具体例としては以下のようなことが挙げられます。

◆ 手足をそわそわ動かす、貧乏揺すりをする、しばしば席を離れる
◆ しゃべりすぎたり相手の発言が終わる前に話し始めたりするなど一方的になりやすい、話があちこちに飛ぶ

幼少期のころは、動き回っていたり危険な行動をとったりする様子が目立ちますが、成長とともに外見的な落ち着きのなさは目立たなくなります。むしろうっかりミスや段取りの苦手さといった不注意症状、後先を考えない行動が目立つ傾向にあります。

● SLD／LD

SLD／LD は DSM-5-TR™ では「限局性学習症」とされ、一般に「学習障害」の名称で知られています。文部科学省によると「学習障害とは、基本的には全般的な知的発達に遅れはないが、聞く、話す、読む、書く、計算する又は推論する能力のうち特定のものの習得と使用に著しい困難を示す様々な状態を指すものである」と定義されています。SLD と ADHD の併存率は高く、ADHD の症状がある場合には SLD の症状について丁寧に評価することが重要です。症状を細かくみてみると、読字障害は、文字が読めないのではなく、文章を読むのが極端に遅く、読み間違えたり、読んだものの意味を理解したりすることに困難があります。書字表出障害は文字を書いたり文章をつづったりすることに難しさがあり、読字障害があると書字表出障害も伴いやすくなります。算数障害では計算や問題を解くために数学的な考え方を用いることに困難があります。

● 発達障害とそのグレーゾーン

ここまで ASD・ADHD・LSD の症状について述べました。発達障害の不注意や落ち着きのなさ、コミュニケーションの苦手さといった症状は、程度の差はあれ誰もが持っている特性でもあります。また、発達障害と一言で言っても、症状の出方や困難の度合いは一人ひとり異なります。さらには症状の出方は環境の影響を受けやすく、できることとできないこと、できる状況とできない状況がその人のなかでも変化しやすいという側面があります。

発達障害と定型発達との明確な境界を決めるのは難しいことから、発達特性をあいまいな

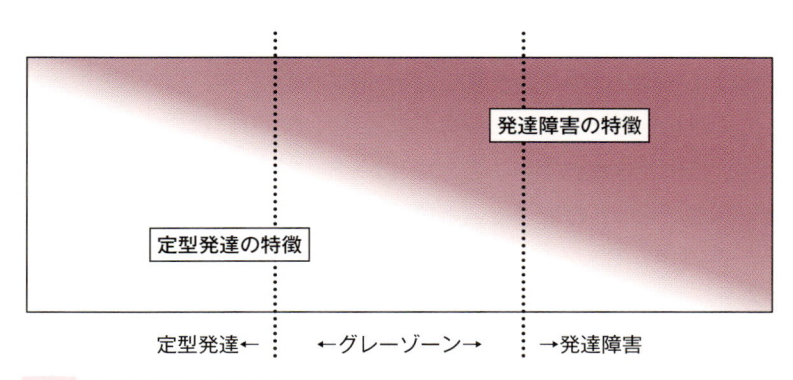

図1 発達障害と定型発達
（青木省三ほか編「大人の発達障害を診るということ：診断や対応に迷う症例から
考える」〔医学書院、2015年刊行〕7ページを参考に作成）

境界を持った1つの連続体「スペクトラム」として捉える考え方が主流になっています。ここで重要なのは、スペクトラム上には定型発達（一般にいう健常）や、発達障害の特性がみられるものの診断基準には満たない状態を指す「グレーゾーン」が含まれるという点です。症状は程度の差、あるいは濃淡の違いとして考えることができ、定型発達では症状の程度が低く（濃度が低く）、グレーゾーン、発達障害圏に入るにつれて症状の程度が増す（濃度が高くなる）とイメージすることができます（図1）[7]。

●「二次障害」という併存症

　先述のとおり、発達障害にみられる症状は、程度は違っても多くの人が持っている特性であり、症状の出方は環境の影響を受けて変化します。このため発達障害的な特性に基づく症状が、発達障害の症状によるものかどうか一見するとわかりづらく、本人や身近な家族でさえも発達障害に気づきにくいといえます。発達障害の特性が影響して問題やミスが起こった場合、本人や周囲の人が発達障害に気づいていなかったり、周囲の人が発達障害について理解していなかったりすることが原因で、本人のわがままや努力不足として捉えられてしまいがちです。その結果、親や教師から注意や非難をされる、上司から叱責されるといったことが繰り返されると、本人は自信をなくして周囲の人間関係のなかで孤立しやすくなり、気分や身体の症状（意欲低下や抑うつ感、不安、情緒不安定、身体症など）や、社会性の問題（人付き合いでのトラブル、不登校やひきこもりの傾向、大人への反抗的な態度や反社会的な言動など）といった「二次障害」が出てくる悪循環に陥りやすくなります。

　この悪循環を防ぐには、早期に発達障害の傾向に気づき、周囲の理解とサポートを得ながら、本人の特性・症状に合わせた環境を整えていくことが必要です。

▶ 脳と身体に何が起こっている?

　発達障害の背景に神経発達の問題があることが明らかになってきています。ADHD については、原因として遺伝と環境の要因の両方が指摘されており、親の妊娠中の喫煙やストレス物質の過剰分泌、低出生体重児であることなどが報告されています。また脳の機能の問題として、実行機能障害、報酬系機能障害、時間調整機能の障害、脳の安静時の機能障害などが指摘されています。

▶ どんな治療をする?

　発達障害の治療は症状が完全に消失することを目指すのではなく、本人の生活や学業・仕事上の困難を改善することをゴールとします。一人ひとりの特性に応じて環境調整と目標設定を行い、治療や支援の過程で本人が自立的に取り組めることを増やすことが望まれます。

　また、本人に対する支援とともに、親に向けたガイダンスと心理社会的支援が重要となります。発達障害は目に見えず、周囲の人や親自身が子どもに対するしつけが不十分だと誤解して、親が孤立感や自責感を抱えてしまう場合が少なくありません。診断に際しても、親は受診前から子どもに対して違和感を覚えてどこかで発達の偏りを疑っている場合も多くあります。その一方で「単なる思い違いのはず」「うちの子が発達障害のはずがない」という思いも同時に抱えており、診断を受けて子どもに障害があることを受け入れることには困難が伴います。発達障害のある子どもが、自尊心を持って社会と折り合いをつけながら生きる力を身につけていくためには、親をはじめとした周囲の人がその子について理解しサポートする環境が不可欠です。治療・支援の過程では、障害に対する価値観を変えていくことが求められます。

●ASD

　学童期の治療として、TEACCH プログラムをはじめとした療育プログラム、プレイセラピー、環境の構造化などの心理社会的支援や、ペアレントトレーニングなどの家族支援が有用です。ASD の症状は多様であり、一人ひとりの特性や発達のペース、家族からのニーズに沿って支援計画を立てることが望まれます。また、こうした支援の効果が十分に得られない場合、小児期の ASD に伴う易刺激性に対して薬物療法を行うことも検討されます。成人期には、本人の特性理解を促す心理教育や、ソーシャルスキルトレーニング（SST）、家族や職場の人に向けたガイダンス、カウンセリング、サイコセラピーといった心理社会的支援が有用です。加えて、精神症状（うつ、不安、強迫、統合失調症様症状など）が併存する場合には薬物療法を検討します。

　薬物療法を導入する際は、定期的に状態像の評価と副作用のチェックを行い、効果と安全性について考慮することが必要です。

●ADHD

『注意欠如・多動症 -ADHD- の診断・治療ガイドライン 第 5 版』[8] では、治療・支援の基本的な流れとして、ADHD の確定診断後、①環境調整・心理社会的治療とその効果判定、②心理社会的治療継続・薬物療法の追加とその効果判定、③心理社会的治療と薬物療法それぞれの効果についての検討と評価に基づく治療・支援システムの修正、という 3 つの段階を提示しています。

心理社会的治療では、「環境調整」「親への心理社会的治療」「本人への心理社会的治療」「学校など関連専門機関との連携」という 4 つの領域に対して包括的に取り組みます。親や子どもに対する支援としては、行動療法の理論に基づいた認知行動療法、ペアレントトレーニング、サマートリートメントプログラム（Summer Treatment Program：STP〔適応スキルを養い、問題行動を減らす行動介入を行う集中治療法〕）、SST などの有効性が示されています。

薬物療法は心理社会的治療の効果が不十分であると確認したうえで、並行して実施することを検討します。国内で使用できる ADHD 治療薬としては、メチルフェニデート塩酸塩（コンサータ®）、リスデキサンフェタミンメシル酸塩（ビバンセ®）、アトモキセチン塩酸塩（ストラテラ®）、グアンファシン塩酸塩（インチュニブ®）があります。日本では以前、コンサータ®と同一成分で作用の仕組みが異なるリタリン®の乱用が問題となったことから、現在はコンサータ®を処方できる医師に制限があります。また幼児期の薬物療法は適応外のため、原則として行いません。

●SLD／LD

ほかの発達障害や身体疾患が併存していない限り、教育的または心理社会的支援が第一選択となります。治療目標は症状と重症度に加えて全般的な知的機能の水準、周囲から得られる生活環境資源、本人や保護者の意向といった要因を踏まえて、個別に設定していきます。学童期には学習面の苦手さをサポートすること（識字障害での音読指導や代替手段としてのパソコンの利用など）に加え、ADHD が併存する場合は薬物療法により集中力が改善し指導効果が高まる場合があります。

思春期や成人期においては、読み書きの能力の向上から、社会生活への適応へと目標の重点が移行していきます。ASD や ADHD と同様に、本人の問題や対処法に限らず、周囲の障害に対する認知や理解の度合いとの擦り合わせが必要です。そのためには、福祉機関とも連携しながら、一人ひとりに合わせた治療目標を見つけていくことが大切です。

第3章

❸ 発達障害とそのグレーゾーン・二次障害

発達障害 の徴候に支援者が気づくための ＼ アセスメント の ポイント ／

　医療機関につながりやすい時期として、まずは乳幼児期から学童期があります。乳幼児健診や保育園・幼稚園といった生活場面での様子から発達障害を疑われて受診することも多く、発達障害の精査と診断につながりやすい時期です。周産期や普段の様子を親から聞いたり、実際に本人の様子を直接観察したりできることから、診断をつけやすいといえます。

　続いて大学進学や就職・昇進、結婚といったライフイベントを契機に、スケジュール管理や対人関係の困難が目立つようになり病院を受診するというケースが考えられます。成人期に入ると、発達障害の中核症状ではなく気分の落ち込みや仕事上の不適応を主訴に受診することが少なくない点や、幼少期からの発達歴がわからないことが多いといった点から、診断をつけることが難しい場合が一定数あります。一般の臨床場面で出会う患者さんのなかで背景に発達障害がある人には、「業務を適切にこなせない、職場で対人トラブルを抱えたといった理由で転職や休職を繰り返している」「通常のうつの治療（服薬と治療）が効かず休職期間が長い」「診察のキャンセルや遅刻が頻繁である」といった特徴がみられることがあります。また、発達障害の特性の1つである白黒思考のためか、発達障害の症状の連続性、グレーゾーンについて理解することが苦手な人もいて、診断がつくか・つかないかにこだわって複数の医療機関へ受診を繰り返してしまうといった場合もあります。現病歴や受診歴、臨床像から少しでも発達の偏りが疑われる場合は、過去にも発達の偏りを疑う問題がなかったか注意して問診を行うことが重要です。

治療につなげる には　どう伝える？

　思春期は友人関係が重要になる時期で、集団行動になじめない、コミュニケーションの問題から会話についていけないといった形で周囲から孤立してしまう場合があります。本人が発達障害の特性や生活上の困難をあまり自覚していない場合、受診を促すことはそう簡単ではありません。また、思春期ということもあり家族に対しては学校のことを相談しないケースも少なくありません。家族が本人の様子から違和感を持つ場合は、本人が話を聞き入れやすそうな第三者から受診を勧めてもらうのも有効です。かかりつけの医療機関がある場合には、まずはかかりつけ医を受診してもらい、発達障害の専門外来につなげるという方法がよいかもしれません。

　受診につなげる声かけの例を紹介します。

　Aさんは中学1年生の男子です。幼いころからおとなしい性格で、1人で本を読んでいることが好きでした。小学校高学年になってから時折行き渋りがあったものの、学校では目立ったトラブルはなく卒業しました。この春から中学に進学し、3週間ほどは登校できていました。しかしゴールデンウイークを直前に控えたころから、朝起きてこず行き渋りがみられるようになりました。家族は新しい環境で疲れが出たのだろうと思い、無理をさせず学校を休ませました。連休中は家族と出かけたり、家でゲームをしたりして楽しく過ごしていましたが、連休が明けると毎朝腹痛を訴えて「学校に行かない」と言い出しました。

　以下は学校を休み始めて2週間ほどたったある日のやりとりです。

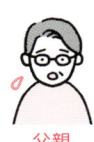

父親

> ここ何週間もおなかが痛いっていうのが続いているけど、体調はどう？

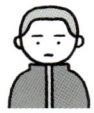

Aさん

> おなかを下している状態が続いているんだ。

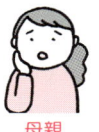

母親

> 長引いているんだね。それはつらいね。ご飯もあまり食べられていないみたいだけど、食欲もあまりないの？

> 食べたらまた痛くなるかと思って、あんまり食べたいと思わなくなってきたんだ。

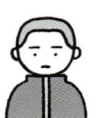

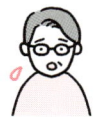

> 学校もここしばらく休んでいるけど、何か気がかりなことがあるの？

> そういうわけじゃないけど。

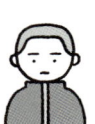

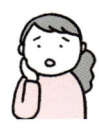 そうだったんだね。もしかしたら、ここしばらく頑張っていた疲れが、身体にも心にも出てきているのかもしれないね。

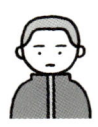 ……。

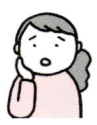 おなかの痛みだけじゃなくて、お母さんには、ここ最近は元気がなくなってきているように見えて、心配していたのよ。このまま続くようだったら、いつも行っている〇〇病院で診てもらおうか。

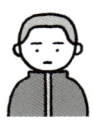 ……わかった。

＜やりとりのポイント＞

◆ポイント１：治療につなげるために本人の言動を正す必要はない（対立しては支援できない）。柔らかく、相手を思いやる言い方で話しかける（話し合いができる良い関係性づくり）

◆ポイント２：相手ではなく、自分（親）を主語にして伝える（相手のことを決めつけずに、自分の思いを伝える）

◆ポイント３：共感しながら負担感を和らげる言葉で話す（相手と対立せずに考えや要望を伝える）

◆ポイント４：尋ねやすい身体の症状から確認する（最初から学校のことや友人関係に踏み込まない）

疾患の理解につながる 本・映画

　以下の書籍と映画は、発達障害（傾向）のある人の思いを理解するのに役立ちますので、ご家族や支援者の方にもご覧いただければ幸いです。
- 空気が読めなくても、それでいい。：非定型発達のトリセツ（細川貂々・水島広子、創元社、2020 年刊行、160p）
- テンプル・グランディン〜自閉症とともに（ミック・ジャクソン監督、アメリカ、2010 年公開）

引用・参考文献

1) 本田秀夫. 標準精神医学. 第 7 版. 尾崎紀夫ほか編. 東京, 医学書院, 2018, 379-80.
2) Saito, M. et al. Prevalence and cumulative incidence of autism spectrum disorders and the patterns of cooccurring neurodevelopmental disorders in a total population sample of 5-year-old children. Mol Autism. 11 (1), 2020, 35.
3) 岡田俊. 注意欠如多動症. 発達障害ナビポータル. https://hattatsu.go.jp/supporter/healthcare_health/about-adhd-2/（2024.7.11 閲覧）
4) 齊藤万比古ほか. 成人期注意欠陥・多動性障害の疫学、診断、治療法に関する研究. 厚生労働科学研究成果データベース. 2010. https://mhlw-grants.niph.go.jp/project/18591（2024.7.11 閲覧）
5) 中村和彦ほか. おとなの ADHD の疫学調査. 精神科治療学. 28（2）, 2013, 155-62.
6) 文部科学省. 通常の学級に在籍する発達障害の可能性のある特別な教育的支援を必要とする児童生徒に関する調査結果について. 2012. https://www.mext.go.jp/a_menu/shotou/tokubetu/material/__icsFiles/afieldfile/2012/12/10/1328729_01.pdf（2024.5.17 閲覧）
7) 青木省三ほか編. "大人の発達障害の診断と支援". 大人の発達障害を診るということ：診断や対応に迷う症例から考える. 東京, 医学書院, 2015, 7.
8) 齊藤万比古ほか編. 注意欠如・多動症–ADHD–の診断・治療ガイドライン. 第 5 版. 東京, じほう, 2022, 584p.
9) 東大病院こころの発達診療部編. 成人の発達障害の評価と診断：多職種チームで行う診断から支援まで. 東京, 岩崎学術出版社, 2022, 208p.

（香月亮子・加藤隆弘）

第 3 章

❸ 発達障害とそのグレーゾーン・二次障害

195

❹ 不登校・ひきこもり

🔍 不登校・ひきこもりとは

　「不登校」とは年間に 30 日以上、病気や家庭の経済的な理由以外で学校を休んでいる状態をいいます。学校に行けない状態が続く不登校の子どもは小学校・中学校・高等学校のいずれの年代でも年々増えています。

　不登校と似た現象に「社会的ひきこもり（以下、ひきこもり）」があり、これは6カ月以上にわたって仕事や学校などの社会的な活動に参加せず、家の中にとどまっている状態を指します。

✔最新エビデンス

　文部科学省による調査では、不登校の児童・生徒数は 10 年連続で増加傾向にあり、2022 年度は全国の小学校・中学校に在籍している児童・生徒のうち 3.2%（約 30 人に 1 人）が不登校であることがわかっています[1]。また、2022 年の内閣府の調査のまとめによると、全国の 15～64 歳までの人のうち、推計 146 万人（約 50 人に 1 人）がひきこもり状態であることがわかりました[2]。コロナ禍での調査であったこともあり、約 5 人に 1 人がコロナ禍の影響を理由に挙げ、ひきこもり状態になったきっかけは「退職」と答えた人の割合が比較的高い結果でした。こうしたことから、社会情勢や社会的環境の変化を受けて、ひきこもりは誰にでも起こりうるものであるといえます。不登校やひきこもりは私たちのごく身近にある現象なのです。

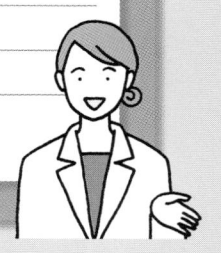

▶不登校・ひきこもりってどういう状態?

●定　義

　不登校とは、病気や経済的な理由を除いた何らかの心理的、情緒的、身体的あるいは社会的要因・背景によって児童・生徒が登校しないあるいはできない状況にあり、年間30日以上欠席した状態を指します。ひきこもりは、6カ月以上にわたり、就業や学校などの社会的な活動への参加を避けて家庭内にとどまっている現象です。

●不登校とひきこもりの共通点と違い

　不登校とひきこもりは、どちらも医学的な診断もしくは疾患の名称ではなく、状態像を表すものです。不登校が学校に通う児童・生徒を対象にした言葉であるのに対して、ひきこもりは子どもから大人まで幅広い年代の人に起こりうる状態を指しています。

1）共通してみられる症状

　不登校・ひきこもりの状態によくみられる症状として、発熱、頭痛、腹痛、吐き気、食欲不振、全身倦怠感、目まいなどの身体症状や、不眠、無気力、イライラ、集中力低下、憂うつ感といった精神的な症状があります。こうした症状がみられる場合は、不調の背景に身体疾患あるいは精神疾患が併存している場合が少なくないため、医療機関で適切な評価を行うことが重要です。

2）不登校はひきこもりへ移行するのか

　不登校は中学生で最も高い出現率を示しますが、この時期は親（特に母親）からの心理的分離と依存との葛藤や、自己愛の肥大化と傷つきといった点において、ひきこもりとの親和性が高まる時期であると考えられています。不登校とひきこもりには「外界に出て他者と関わることに不安や恐れを感じる」といった共通の心性が想定される一方で、不登校からひきこもりに移行する割合は約3割程度にとどまります。

3）心理的背景の違い

　そのほか、不登校とひきこもりには行動面で共通点があるものの、発生する心理的背景には違いがあります。また、不登校の児童・生徒がフリースクールや塾での活動に参加したり、友人と遊んだりするといったケースが多くあることからも、不登校とひきこもりが必ずしも同じ状態像を示しているわけではなく、必要な対処や支援のアプローチ方法にも違いが出てきます。

●不登校の主な原因

　学校の教職員を対象にした子どもの不登校の原因に関する調査では、①友人・教職員との関係、学業、進級時の不適応といった「学校」に関連した状況、②親子の関わり方や生活環境の変化といった「家庭」に関連した状況、③生活リズムの乱れや遊び・非行、無気力や不安といった「本人」に関連した状況などが原因として挙げられました。原因を1つに確定することは難しく、また原因は同じでも不登校となるきっかけは一人ひとり異なります。

　不登校の児童・生徒の多くは、もともと持っている心性よりも、不登校にならざるを得な

い状況から発生したものが多く、そうなった背景要因を見極めて適切に対処すれば、そこから抜け出すことができる場合が少なくありません。

▶ 不登校ではどんな治療・支援をする？

●「学校」に関連した状況

　友人や教職員といった周囲の人との関係が原因である場合、原因となっている状況について本人がうまく説明できなかったり、身近な存在であるぶん、親に悩みを打ち明けられなかったりして、本人が1人だけで抱え込んでしまうことが少なくありません。そこで本人が安心して話せる雰囲気づくりが改善への第一歩となります。本人の気持ちに寄り添いながらじっくりと話を聞き、本人の視点から見た状況や悩みを理解したうえで、今後どうしていきたいかを一緒に話し合うことが大切です。

　また学業不振が原因である場合、背景には知的能力の遅れや発達障害、聞き取り困難症／聴覚情報処理障害といった認知機能の偏りがある場合もあるため、WISC（Wechsler Intelligence Scale for Children）などの知能検査を用いて本人の特性を把握することが必要です。さらにフリースクールや適応指導教室の活用、家庭での学習支援など、学校以外でも学習に取り組める環境を整えることが大切です。

●「家庭」および「本人」に関連した状況

　家庭や学校に居場所がないと感じていると、それ以外の居場所を求めて仲間をつくり、遊びや非行に関連した不登校に至る場合があります。非行の問題については養育者だけで解決しようとせずに、学校や支援機関のサポートを得て複数の大人が役割を分担し見守っていく体制を整えることが重要です。そのなかでまずは、本人と話し合いができる良い関係づくりが必要です。本人の人格や行動を否定せず、本人の意見に耳を傾け気持ちを受け止めることで、その行動に至った背景について理解を深めていくことが大切です。さらに生活リズムの乱れやその背景にあるSNSやゲームへの熱中といった問題に気づき、本人との話し合いのなかでルールを設定していく、現実生活のなかで達成感を得られる活動を見つけるといった対応も求められます。

　無気力や頑張りすぎで息切れしてしまった場合も、その背景にある思いを理解することが第一歩となります。家族だけで抱えようとせずカウンセリングを受けることも解決方法の1つです。また、学校や家庭以外の居場所としてフリースクールや教育支援センターなどの機関を活用することもできます。

▶ ひきこもりの主な原因

　ひきこもりの原因として何かしらの共通基盤があることが想定されていますが、背景要因や因果関係は解明されていません。生物-心理-社会それぞれの側面でさまざまな要因が複

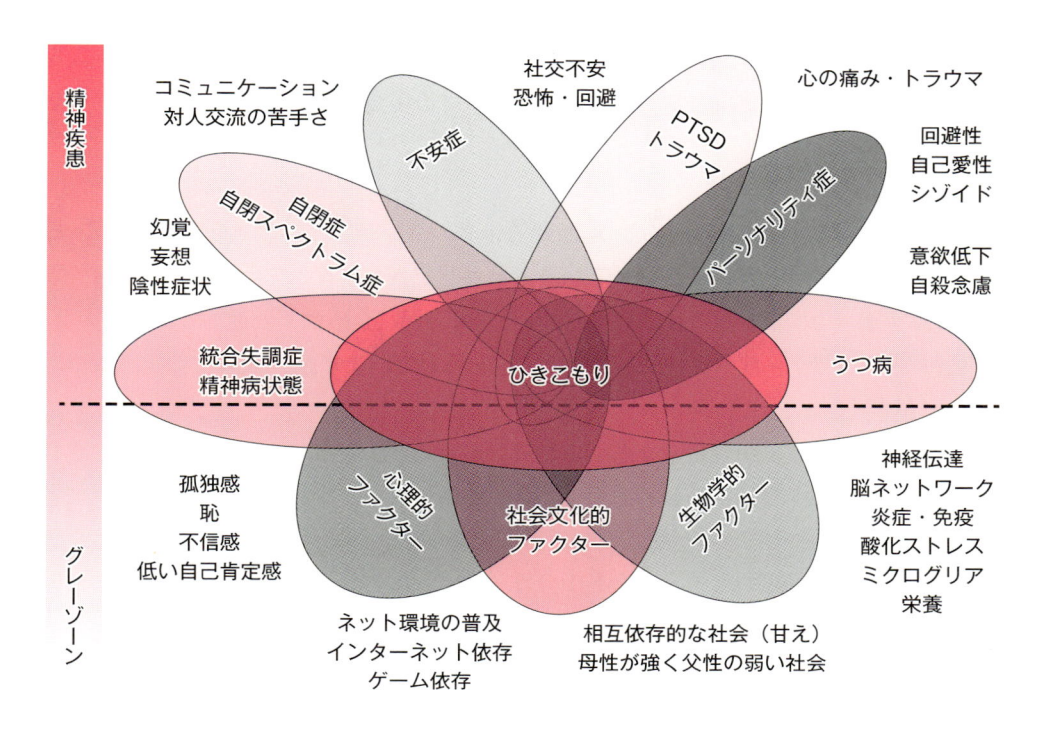

精神疾患

コミュニケーション
対人交流の苦手さ

社交不安
恐怖・回避

心の痛み・トラウマ

不安症

PTSD
トラウマ

回避性
自己愛性
シゾイド

幻覚
妄想
陰性症状

自閉症
自閉スペクトラム症

パーソナリティ症

意欲低下
自殺念慮

統合失調症
精神病状態

ひきこもり

うつ病

孤独感
恥
不信感
低い自己肯定感

グレーゾーン

心理的
ファクター

社会文化的
ファクター

生物学的
ファクター

神経伝達
脳ネットワーク
炎症・免疫
酸化ストレス
ミクログリア
栄養

ネット環境の普及
インターネット依存
ゲーム依存

相互依存的な社会（甘え）
母性が強く父性の弱い社会

図 1　ひきこもりの多面的病態モデル　　　　　　　（文献 3、4 を参考に作成）

雑に関連していることが想定されており、多面的病態モデルが提唱されています[3]。

　ひきこもり状況にある人の状態像は一人ひとり異なり、適切な支援を行ううえでも生物 - 心理 - 社会それぞれの側面について適切に評価することが必要不可欠です（図 1）[3, 4]。

● **文化・社会的背景**

　従来、ひきこもりは日本の文化・社会に根ざした独自の現象と考えられており、「甘え」や「恥」といった日本の社会特有の側面が影響している可能性が唱えられてきました。しかし、近年、ひきこもりが世界中で報告されており、その要因の 1 つとしてインターネットの普及が考えられます。

　従来は顔を合わせた直接的なコミュニケーションによって成り立っていた対人交流が、インターネットの普及とともにオンライン上での間接的な対人交流に移行してきています。現代の子どもたちにとって、直接的な生身のコミュニケーションのなかで、時にはけんかをしたり、その場の空気感やお互いの感情を共有したりしながらともに成長していくという機会が、以前よりも大きく減ってしまったといえるでしょう。オンラインゲームや SNS といった間接的な対人交流のなかでは、擦れ違いやいさかいが起きると、関わりをリセットし困難を回避することが容易にできてしまいます。こうした状況のなかでは、他者とのコミュニケーション能力や信頼関係が育まれにくく、対人交流における問題解決能力を培うことが難し

いでしょう。このような子ども時代を過ごした人たちが、学校や職場といった社会的な場面で対人関係につまずき不適応となり、その状況を避けるようになるという事態は容易に想像できます。

●精神疾患の併存

ひきこもり状況にある人のなかで、診断閾値未満のグレーゾーンの人を含むと、7～8割が何かしらの精神医学的な問題を抱えていることが想定されます。先行研究では統合失調症圏・気分障害圏（うつ病、気分変調症など）・不安障害圏（全般性不安症、社交不安症など）に加え、パーソナリティ症や発達障害の併存も認められています。

●生物学的特性

ひきこもりの生物学的特性はまだ解明されていませんが、何らかの共通基盤が想定されます。最新の研究では、ひきこもりの病態と関連する回避性パーソナリティに着目し、他者への信頼感と血液物質との関連を検証したところ、調査の対象となった男子大学生群では尿酸・善玉コレステロールが低いほど、お金を山分けしてくれると思う相手に金銭を賭けるという信頼行動を起こしにくい傾向が認められました[5]。尿酸や善玉コレステロールは酸化ストレス（身体のさびつき）を制御する物質であることから、体内の酸化ストレスや炎症反応（刺激や傷に対する体内の防御反応）がひきこもりに関与している可能性が示唆され、さらなる検証が期待されています。

▶ひきこもりではどんな治療・支援をする？

精神疾患の併存が明らかになった場合は、それぞれの疾患の治療ガイドラインに則して薬物療法などの治療を導入します。さらにカウンセリングやサイコセラピーによって、ひきこもる本人の心理面にアプローチすることも有効です。抑うつや不安、理想の自己像と現実の自己像とのギャップに苦痛を抱えている場合などは、認知行動療法的なアプローチが役に立ちます。また、ひきこもりに至る心性の根底にある回避傾向、依存傾向、自己愛的なパーソナリティ傾向に働きかけるためには、精神分析的なアプローチが効果的です。

福祉的な支援として、地域の精神保健福祉センターなどが行っている電話相談や訪問支援、支援センターでのグループワークを通して、環境調整や社会的スキルの向上をサポートすることも重要です。

▶まとめ

背景にある要因の複雑さから、一律のスタンダードな治療法というものは確立されていません。適切な治療・支援のためには、当事者の精神症状の有無や発達特性、性格傾向、ひきこもり状況の重症度、家族関係、社会的な場面での適応力などについて詳細にアセスメントを行い、本人の困りごとやニーズを丁寧に拾い上げていくことが必要です。このとき、不登

校やひきこもりに至った原因を追求しすぎないことも大切です。

　文部科学省はフリースクールや自宅での ICT（Information and Communication Technology〔パソコンやタブレット〕）による学習で、出席扱いとなる制度を定めています。出席扱いとなるための一律の基準はなく、保護者が学校長に申請し、学校長が児童生徒の学習の実態に合わせて判断します。

　「物理的に学校に行かないことが必ずしも悪いことではなく、従来の学校の対面での集団生活という形に捉われずとも、一人ひとりの子どもが多様な形で社会的経験や学びを重ねることができる」という理解が広がることで、子どもたちの多様な成長を見守り適切なソーシャルサポートを提供するという社会風土が培われていくことが期待されます。

　同様にひきこもりについても、従来どおり外出して社会的な活動に参加するという価値観に捉われる必要はないのかもしれません [6]。すでに、オンラインで他者と交流し自宅にいながら収入を得て生計を立てることが可能になっているように、私たちを取り巻く社会的環境は今後も大きく変化していくことが予想されます。ひきこもり状況にある人を支援するうえで、支援者自身がより柔軟な視点を持つことが重要になってくるといえます。

不登校・ひきこもり の徴候に支援者が気づくための ＼アセスメントのポイント／

　不登校の前兆として、学校から帰って異常に疲れたりイライラしていたり、行き渋りや遅刻・早退が増える傾向がみられます。初期には身体の症状が現れやすく、次第に学校や社会的活動に参加していないことへの葛藤や周囲からのプレッシャーを感じて精神的な症状が出現し、落ち込んだり、時には乱暴になったりすることもあります。その後、情緒的には落ち着いてきますが、無気力に過ごす時期が続きます。

　早期の段階で不登校の徴候に気づくには、上記の前兆に加えて子どもが以前と比べて学校の話をしなくなった、宿題をしなくなったなどという細かい変化に養育者や教職員が目を向けておくことが大切です。

　病院や支援機関では、初めは不登校やひきこもりの状況を伏せて、身体の症状を訴えて来院する人も少なくないかもしれません。過去に他者との関わりを避けて外出しない時期があった場合、不登校やひきこもりのリスクがある可能性を考慮しながら、丁寧に状態を評価していくことが必要です。また、不登校やひきこもりの状況にある本人ではなく、家族や支援者から相談があることが少なくありません。特にすでに長い期間ひきこもりの状況が続いている場合は、本人が直接病院や相談機関を訪れるまでに時間がかかったり、一度来談してもすぐに相談が途切れてしまったりすることがあります。そこで本人を相談・支援につなげるために、「家族や身近な人が最初の支援者になってもらう」というアプローチが重要です。

最新のひきこもり支援プログラムとして、メンタルヘルス・ファーストエイド（MHFA）やクラフト（CRAFT）を応用したひきこもりの家族支援プログラムの研究開発が進められています。こうしたプログラムでは、ひきこもり状況にある人の家族が、ひきこもりや背景にある精神疾患への理解を深め、ひきこもる本人を相談・受診へとスムーズにつなげるための声かけなど、具体的な対話スキルを習得できます（p.122 表1）。

治療につなげる には　どう伝える？

　以下は家庭内での親子のやりとりを想定したものですが、医療場面や相談場面でも応用できます。普段の声かけと、評価・支援を求める際の声かけの例を紹介します。

　Aさんは中学1年生の女の子です。幼いころから、物静かな性格ながらもクラスの誰とでも話をするような人当たりの良い子どもでした。小学校に入学したてのころや6年生に進級したころに、体調不良を理由に行き渋り、1学期には欠席が続くことがありました。その際は近所に住む友人が朝、迎えにきてくれて、再び学校に行き始めるという状況でした。

　中学に進学すると、家で学校の話をすることが減り、学校から帰った後も遊びに出かけることはなくイライラした様子で過ごすことが増えました。5月の連休が明けると頭痛や腹痛を訴えて登校しない日が増えていきました。夏休みが明けてからは1日も登校しておらず、ここ1カ月ほどは朝起きられずに昼ごろまで自分の部屋で寝て過ごす日も少なくありません。食事の量も減り、やせてきています。

ある日の朝

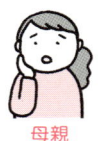

母親

おはよう。ごはんできているけど、食べる？

……いらない。

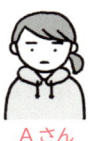

Aさん

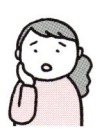

そっか。最近あまり食べていないし、お母さんには、疲れているように見えるんだけど、大丈夫？

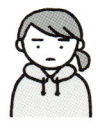

別に、普通だけど。

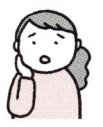

そっか。お母さんには調子が悪いように見えて、少し心配したの。何かあったら相談してね。

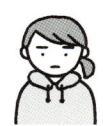

……わかった。

＜普段の声かけ＞
◆ポイント１：柔らかく、相手を思いやる言い方で話しかける（話し合いができる良い関係性づくり）
◆ポイント２：相手ではなく、自分を主語にして伝える（相手のことを決めつけずに、自分が心配しているという気持ちを伝える）

リビングにて

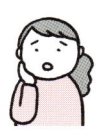

最近、あまり食べていないし、家にいてもほとんど自分の部屋にこもっているでしょう。お母さん、Ａのことが心配なの。……何か心配事があるの？

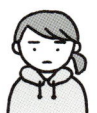

何でもない。お母さんには関係ないよ。

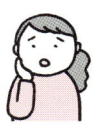

そう。……夜はしっかり眠れている？

第 3 章

④ 不登校・ひきこもり

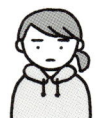

…………眠ったような、眠ってないような。

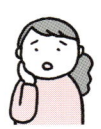

ぐっすり眠れなくなっていたんだね。それはつらかったね。眠れないと、身体も疲れるし何も手につかなくなっても無理はないと思うんだけど……、困っていること、ほかにない?

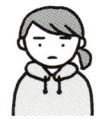

……だるすぎて何もやる気が起きないっていうのはあるかも。

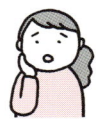

そうだったんだね。どうも話を聞くとね、身体の状態もつらそうだし、気分の状態もちょっとうつっぽくなってるのかもしれないね。

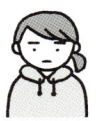

うつなんて大げさすぎる。私のことを病気みたいに言わないで。

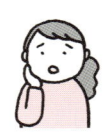

うつじゃなくても、ずいぶん苦しそうだし、自分でもどうしたらいいのかわからなくなってるのかもしれないね。……このままだとつらいと思うから、病院に相談してみない? 話を聞いてくれたり、いろいろな検査をしてくれたりして、どうすれば今の状況を抜け出せるのか、一緒に考えてくれるみたいよ。

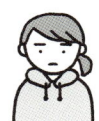

……考えるって、何も考えられないんだよ。今はとにかく身体がだるいんだよ。

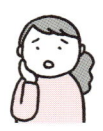

そっか。それくらい身体がつらいんだね。それなら、まずは少しでも眠れて、だるさがとれるように、対処法を教えてもらったり、薬をもらうことができるかもしれないよ。Aが今より楽に過ごせるように、病院に行って相談してみるのはどうかな。

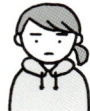

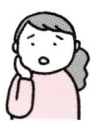

……じゃあ、それなら行ってもいいけど。

Aが病院に行ってくれるって聞いて、お母さん少しほっとした。なるべく早くに行ってみようね。

＜評価・支援を求める＞
◆ポイント3：共感しながら負担感を和らげる言葉で話す（相手と対立せずに考えや要望を伝える）
◆ポイント4：尋ねやすい身体の症状から確認する（最初から心の症状に踏み込まない）
◆ポイント5：安心につながる情報を伝える

 疾患の理解につながる 本・映画

　以下の本と映画は不登校やひきこもりの状態にある人の思いを理解するうえで参考になりますので、ご覧いただければ幸いです。
■ 学校に行けない子どもの気持ちがわかる本（今野陽悦、WAVE出版、2023年刊行、208p）
■ 扉のむこう（ローレンス・スラッシュ監督、日本、2008年公開）

引用・参考文献
1) 文部科学省. 令和4年度 児童生徒の問題行動・不登校等生徒指導上の諸課題に関する調査結果の概要. 2023. https://www.mext.go.jp/content/20231004-mxt_jidou01-100002753_2.pdf（2024.5.20 閲覧）
2) 内閣府. こども・若者の意識と生活に関する調査（令和4年度）：第3部 調査結果の概要Ⅱ. 2023. https://warp.da.ndl.go.jp/info:ndljp/pid/13024511/www8.cao.go.jp/youth/kenkyu/ishiki/r04/pdf/s3.pdf（2024.5.20 閲覧）
3) Kato, TA. et al. Hikikomori：Multidimensional understanding, assessment, and future international perspectives. Psychiatry Clin Neurosci. 73（8）, 2019, 427-40.
4) 加藤隆弘ほか. "社会的ひきこもり". 精神疾患とその治療. 加藤隆弘ほか編. 野島一彦ほか監修. 東京, 遠見書房, 2020, 165,（公認心理師の基礎と実践, 22）.
5) Hayakawa, K. et al. Blood biomarkers of Hikikomori, a severe social withdrawal syndrome. Sci Rep. 8（1）, 2018, 2884.
6) 加藤隆弘. みんなのひきこもり：つながり時代の処世術. 京都, 木立の文庫, 2020, 224p.

（香月亮子・加藤隆弘）

5 ゲーム障害

🔍 ゲーム障害とは

　現在、パソコンや携帯ゲーム機、スマートフォンの普及により、ほとんどの人がさまざまな形でオフライン／オンラインゲームを経験していると思います。本来、ゲームは楽しく面白いコンテンツですが、ゲームに熱中しすぎるあまり、本人の健康や日常生活、人間関係などにさまざまなネガティブな影響がみられる場合があります。本人が影響を自覚しているにもかかわらず、ゲームをやめられなかったり、コントロールできなかったりする状態であれば、ゲーム障害（依存）として、何らかの治療や支援が必要です。

　また、ソーシャルゲームによくみられる、「ガチャ」というアイテムを獲得するためのランダム性のある仕組みなどは、ギャンブル要素も含んでおり、多額の課金をしてしまう問題も起こっています。現代のゲームは非常に多くの要素から成り立っているので、ゲーム障害に対する支援や治療が複雑化していることも課題となっています。

✔最新エビデンス

　わが国ではゲーム障害についての大規模な疫学調査は多くありませんが、いくつかの研究調査が行われています。その多くが 2〜8%ほどの有病率（傾向も含む）を示しており、おおむね 20 人に 1 人の割合でゲーム障害の可能性がある人が存在すると考えられます[1]。一方で、これらの調査研究では、ゲーム障害についての基準や尺度が統一されていないため、結果の解釈には注意が必要です。

　ゲーム障害の治療法はまだ確立されておらず、多様な研究と実践が行われています。薬物療法と認知行動療法または個人カウンセリングや家族、集団でのグループカウンセリングなどを併用することが、有効である可能性が示されています[2]。

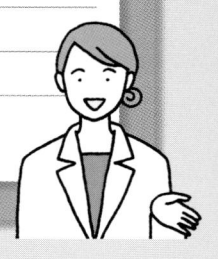

ゲーム障害ってどんな疾患?

はじめに

これまで個人や現実の友人たちとの間で楽しんでいたゲームが、近年、オンライン上で楽しめるようになり、スマートフォンなどで手軽に行えるゲームも増えました。なかでもMOBA（Multiplayer Online Battle Arena）[注1] やFPS（First Person Shooter）[注2]、TPS（Third Person Shooter）[注3] は特に人気のジャンルで、eスポーツ（esports）と呼ばれる競技ができて、プロプレイヤーも世界中に存在するようになり、大きく発展しています。

楽しみ方が多様化した一方、より簡単に、より長時間使用する人が増えたことで、インターネット依存、ゲーム障害（依存）という問題が生じるようになりました。本項では、特にゲーム障害について紹介します。

ゲーム障害の定義

ゲーム障害とは、ゲームを楽しむ状態から逸脱し、生活リズムや社会生活、家族や友人との人間関係に悪影響が及んでいるにもかかわらず、ゲームをすることをやめられず、本人や周囲の人が困っている状態のことを指します。

ゲーム障害を含む依存症を大別すると、アルコール依存や薬物依存などの「物質依存」と、買い物依存やギャンブル依存などの「行動依存」に分かれ、ゲーム障害（依存）は後者に分類されます。特有の症状として、ゲームを使用する際のコントロール（始める、やめるなど）が難しい、何よりもゲームを優先する、本人や家族の社会生活に悪影響があるといったものが挙げられます。診断の目安となるゲーム使用時間は、1日5時間以上や週30時間以上が基準といわれています。ICD-11（国際疾病分類第11回改訂版）による基準では、生活のなかに占めるゲームの使用度によって、円滑に日常生活を送ることが「障害」されていることが診断の重要な要素だと考えられています。

子どもたちにゲーム障害が疑われる場合、家庭でその症状について簡便に評価できるツールが役立ちます。以下に示すツールは海外で開発され、日本でも妥当性や信頼性が示されています。4つ目のツール（GAMES test）は日本で開発されました。久里浜医療センターのホームページに掲載されており、すぐに実施できます[3]。

それぞれの質問項目がゲーム障害の症状に沿っており、回答することでどのような症状にあてはまるかを把握できるだけでなく、「〇点以上の場合、ゲーム障害の可能性がある」などの評価基準も設定されています。

◆10項目インターネットゲーム障害テスト（IGDT-10）

注1 MOBA：プレイヤーが2チームに分かれ、味方と協力しながら敵チームの本拠地を攻めるゲーム
注2 FPS：キャラクターの視点で操作し、ゲームの世界を移動したり戦ったりする、一人称視点のゲーム
注3 TPS：キャラクターの背中越しの視点で操作し、ゲームの世界を移動したり戦ったりする、第三者視点のゲーム

◆インターネットゲーム障害スケール短縮版（IGDS9-SF）

◆7項目ゲーム依存スケール日本版（GAS7-J）

◆ゲームズテスト（GAMES test）

●関連する疾患

1）生活習慣の乱れによる身体疾患

　ゲーム障害と聞いてまず皆さんがイメージするのは、ゲームの長時間の使用による生活習慣の乱れではないでしょうか。何よりもゲームを優先してしまうことで、睡眠や運動が不足したり、頭痛や肩凝りが起こったり、朝起きられず登校や出勤といった社会的活動がおろそかになり、外出が減ることで、ひきこもり（不登校）になったりすることも考えられます。長時間のゲームの使用により生活習慣が乱れることで、さまざまな身体疾患を引き起こす可能性があると考えられます。

2）精神疾患

　ゲーム障害との関連が指摘される精神疾患は、主に、うつ病、社交不安症、発達障害が挙げられます。

　うつ病（第1章 **3** p.33）は、エネルギーや興味関心が低下することで、家でゲームをする時間が増加することや、ゲームの使用に際してコントロールできない自分を責め、抑うつ的になることが考えられます。

　社交不安症（第1章 **5** p.56）は、他人と接することへの不安の大きさから、自宅に閉じこもり、ゲームをすることで時間を消費しようとすることが考えられます。

　発達障害の1つであるADHD（第1章 **7** p.73、第3章 **3** p.187）の不注意さ（集中の続かなさ）は、次々に刺激されるゲームとの親和性が高く、衝動性の高さによってゲームをしたい気持ちを抑えることが難しいため、ゲーム時間が増加するといわれています。ただし、ADHDはゲーム障害のリスク要因となることが示されているものの[4]、併存する精神疾患によってゲーム障害のリスクが高まるのか、ゲーム障害によって二次的に精神疾患が引き起こされるのか、双方の可能性がありますが、いまだ十分には明らかになっていません。

　ASD（第1章 **7** p.73、第3章 **3** p.187）は、こだわりの強さから「ここまでクリアしないと眠れない」と頑なになることでゲーム時間の増加につながると考えられます。

　さらに、ゲーム障害とひきこもりとの関連についても研究が行われており、物理的ひきこもり状況が始まって3カ月未満の時期に、最もゲーム障害傾向が高まる可能性が示唆されています。特に抑うつ症状の強さや社会的役割を獲得しようとする気持ちが、ゲーム障害に影響する可能性が示されています[5]。

　精神疾患との併存に共通する要因として、ゲームをすることで現実の生きづらさを少しでも軽減したいという気持ちや、現実の代わりにゲーム世界で自己実現を目指す目的があると考えられます。

3）そのほかに注意すべき点

　疾患とは異なりますが、近年のゲームにはいろいろな要素があり、その1つに「ガチャ」という仕組みがあります。「ガチャ」をすることで、一定の確率で、ゲームを有利に進めたり、ゲーム内での自分の個性を高めたりできるアイテムを獲得できます。多くの場合、ゲーム内での通貨などを購入すると利用できますが、ランダム性の高さからギャンブル依存につながる可能性があります。また、自分がほしいアイテムが出るまで繰り返すために多額の課金をしたり、子どもが親のクレジットカードを無断で利用したりするといった問題が起きています。

▶ 脳と身体に何が起こっている？

　ゲームの中で何かを達成したり、獲得したりしたときに脳が喜びを感じると、ドパミンという神経伝達物質が放出され、脳の報酬系が活性化し、幸福感や快感を得ます。そして、そのほかのさまざまな部分にも影響し「また達成したい」と、ゲームをしたい欲求が高まります。これはゲームに関する情報を見聞きしただけでも起こります。さらに、ゲームを繰り返すと同じ刺激には耐性ができます。すると、もっと強い刺激で快感を得ようと、活動がより頻回かつ長時間になるという悪循環によって依存が強まります。

　また、ゲームの過剰（依存的）使用によって、脳の前頭前野の働きが悪くなることがわかっています[6]。前頭前野は主に欲求や衝動をコントロールする部分であり、働きが悪くなると、理性的に物事が判断できなくなったり、ゲームをしたい気持ちを抑えることがより難しくなったりします。特に児童思春期などの子どもたちは脳の発達が未成熟であり、そもそも欲求や衝動のコントロールが難しく、大人に比べて依存の進行が早いといわれています。

　現在の10代から20代前半のいわゆるデジタルネイティブ世代の人たちは、生まれた時からSNSやゲームが身近にあります。脳が発達する時期に利用が過剰になると脳の正常な発達を妨げてしまい、その後の生活にも悪影響を及ぼす可能性があります。

▶ どんな治療をする？

　ゲーム障害は比較的新しい疾患概念であるため、治療法は確立されておらず、ゲーム障害を専門とする医療・支援機関も多くないのが現状です。とはいえ何もできないわけではなく、現在は、認知行動療法・カウンセリングといった心理療法や、ほかの依存症治療の枠組みを利用したもの、併存する疾患に対する薬物療法、もしくはそれぞれの併用などが行われています（図1）。各治療を並行して行うことで、治療効果が高まると考えます。

●認知行動療法

　認知行動療法は、物事の捉え方や個人の考え方をより適応的に修正し、客観的に振り返ることで、行動も変えていこうとする精神療法です。さまざまな精神疾患に対して有効性が示

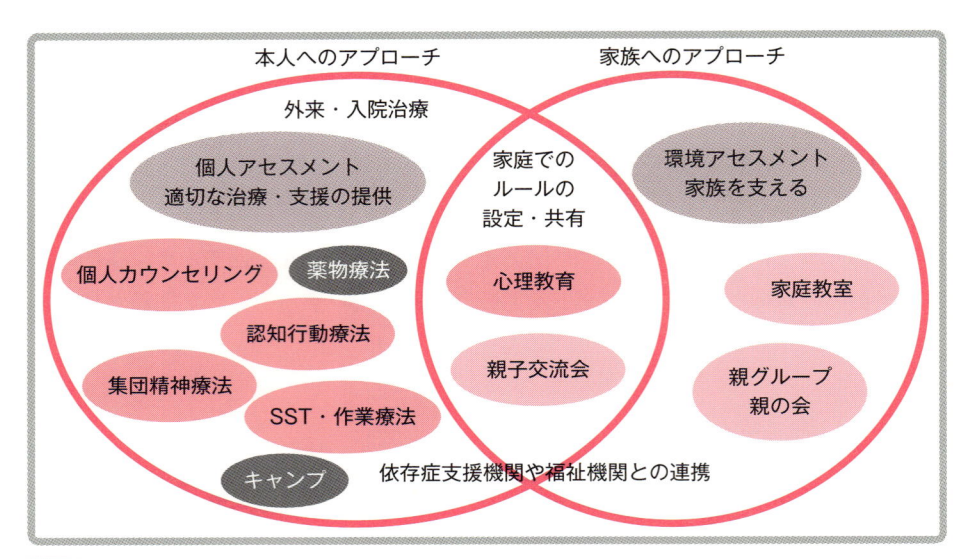

図1 ゲーム障害に対する本人および家族へのアプローチ
医療機関・相談機関ではゲーム使用状況の把握や精神疾患の有無などのアセスメントを行い、一人ひとりに適した治療・支援を提供する。日常生活に大きな支障を及ぼしている場合や、ゲームをしたい欲求に対する衝動制御が困難な場合には、薬物療法や入院治療も検討される。心理面の支援として、カウンセリング・認知行動療法・集団精神療法、社会機能の回復を目指したSST・作業療法も効果的である。自然体験などを取り入れた合宿やキャンプを実施している施設もある。また、家族に対して心理教育や家族教室・親の会などへの参加を促すことで、家族機能が回復し、間接的に患者さん本人への治療効果が発揮されやすくなる。患者さんと家族との間でゲーム使用に関するルール作りはとても重要だが実際には難しいため、治療者・支援者の助言を得ながら進めるとよい。これらの方法を複合的に行うことで治療効果が高まる。

されています。

●カウンセリング

　カウンセリングでは主に、本人のゲームの使用に対する考え方やそれ以外の生きづらさ、困り感などについて取り扱います。

●グループによる依存症治療

　アルコール依存やギャンブル依存などの依存症治療では、依存に関する心理教育や依存症患者の当事者会が行われています。特にグループでのアプローチ（集団精神療法）が効果的です。当事者同士が集うことで、自分の置かれている状況を理解し、困難を抱えるのは自分だけではないと感じられることは、治療意欲を高めることにつながります。依存症治療では本人が現状に問題意識を持ち、自分の意思で行動を変えていけるよう支援することが大切です。

●薬物療法

　ゲーム障害に適用される薬はまだありませんが、併存する疾患に対する薬物療法は有効で

す。特に ADHD を併存する場合には、神経刺激薬が処方されることがあります。

●家族へのアプローチ

　思春期や青年期の場合はゲームの過剰使用に対する問題意識が低く、本人が治療に積極的でない場合も多いため、家族をはじめとした周囲の人の協力が必要不可欠です。そのため、治療者や支援者、家族が本人の状況を把握し、協力しながら本人に関わることが大切です。また本人がゲームを依存的に使用している背景に何があるかをアセスメントすることも重要です。例えば、学校や家庭での居場所のなさが、ゲームへの依存を助長しているかもしれません。ゲーム機やスマートフォンの使用について各家庭でルールを定めることはとても重要であり、予防だけでなく治療や支援を行う際にも大切です（図1）。使用場所や時間を制限したり、想定される問題を話し合いながら、本人と一緒にルールを決めることがポイントです。また、周りの大人も本人の模範となるように冗長に使わないよう気をつけるべきでしょう。

ゲーム障害 の徴候に支援者が気づくための ＼アセスメントのポイント／

　ここでは、主に身近な人がゲーム障害かもしれない、もしくはそうなるかもしれないと思う場合に、着目すべき点を述べます。

■本人の様子からアセスメントする

- ・ゲームに関するルールを守っているか
- ・生活習慣が乱れていないか／学校や仕事に行けているか
- ・自分の部屋で多くの時間を過ごしていないか／外出が減っていないか
- ・ゲーム機やスマートフォンなどを常に持っていないか／見ていないか
- ・ゲームの中断を促したらすぐにやめられるか／やめさせようとしたときに反発・抵抗しないか
- ・家族が対応に困っていないか
- ・発達障害が疑われる特徴はないか／精神疾患の可能性はないか

⇒ゲームの使用によって、本人の生活や周囲の人とのコミュニケーションなどにネガティブな影響があるかどうかがアセスメントの中心になります。

■周りの環境をアセスメントする

- ・本人が周囲に助けを求められる環境にあるか
- ・人間関係（家族との軋轢・学校での友人関係など）に問題はないか
- ・家族が本人の問題を認識しているか

⇒本人がゲームに没頭するしかないような、生きづらい状況ではないかをアセスメントすることが重要です。

治療につなげるには どう伝える？

　治療や相談の前の段階として、子どもに対して家族（親）自身が心配している気持ちや協力したい気持ちを十分に伝えることが大切です。そして、ゲームをすること自体は否定しないことも重要です。普段から「困ったことがあったら言ってね」「いつでも力になるよ」など見守っていることを伝えておくと、子どもの支えになると思います。いざ病院や専門機関への相談が必要になったとき、「お父さん（お母さん）から言われるなら」と子どもが行動しやすくなる可能性があります。家族など身近な支援者には、専門的な治療や支援にはない大きな力があると思います。

　例として、40代の父親が、中学1年生の息子のゲームの使用時間が長くなっていることが気になって声をかけるシーンを紹介します。

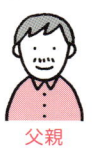

父親

> 最近、よくゲームをしているけど面白いの？

> うん、面白いよ。ゲームでできた友達もみんなやってるから、ついつい夜中までやっちゃうんだ。

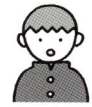

子ども

> そうなんだ。でも朝は眠そうだし、お父さんには疲れて見えるけど大丈夫？

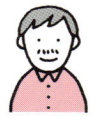

> うーん、眠いけど、みんなの誘いを断るのも……。敵を倒すまではやめたくないし。

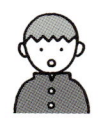

> そうか、ゲームで勝てるとうれしいよね。でも体調も心配だから、ゲームと上手に付き合う方法を教えてくれるところがあるみたいなんだけど今度行ってみない？

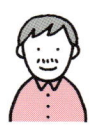

> うーん、僕はあんまり気にならないけど……、お父さんが言うなら行ってみてもいいよ。

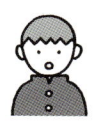

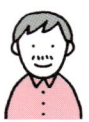

ありがとう。じゃあ、お父さんも少し調べてみるからまた今度話そうね。

 疾患の理解につながる **本・映画**

　これらは、子どもたちがゲームやネットに依存する背景やその治療・支援への理解を進めるために大事な内容が描かれています。参考になれば幸いです。
- ■ ゲーム・スマホ依存から子どもを守る本（樋口 進、法研、2020 年刊行、175p）
- ■ レディ・プレイヤー1（スティーブン・スピルバーグ監督、アメリカ、2018 年公開）

引用・参考文献

1）ゲーム障害調査研究会．ゲーム障害全国調査報告書．2023．https://www.cesa.or.jp/uploads/2023/info20230424.pdf（2024.5.10 閲覧）
2）Chang, CH. et al. The comparative efficacy of treatments for children and young adults with internet addiction/internet gaming disorder：An updated meta-analysis. Int J Environ Res Public Health. 19（5），2022, 2612.
3）久里浜医療センター．ゲームズテスト（GAMES test）．https://kurihama.hosp.go.jp/hospital/screening/games-test.html（2024.8.19 閲覧）
4）Wartberg, L. et al. A longitudinal study on psychosocial causes and consequences of Internet gaming disorder in adolescence. Psychol Med. 49（2），2019, 287-94.
5）Kubo, T. et al. Hikikomori and gaming disorder tendency：A case-control online survey for nonworking adults. Psychiatry and clinical neurosciences. 78（1），2024, 77-8.
6）Fauth-Bühler, M. et al. Neurobiological correlates of internet gaming disorder：Similarities to pathological gambling. Addict Behav. 64, 2017, 349-56.
7）堀内由樹子ほか．ゲーム障害尺度（IGDT-10）日本語版の信頼性及び妥当性：小中学生，高校生，大人を対象とした 3 つの調査による検討．シミュレーション＆ゲーミング．32（1），2022, 1-11.
8）千葉市・千葉大学．大学生のオンラインゲーム使用状況と生活の質との関連性に関する調査．2022．https://www.city.chiba.jp/sogoseisaku/sogoseisaku/chosei/documents/r3_daigakukyoudoukenkyuu_kokorotibadai.pdf（2024.7.25 閲覧）
9）古賀佳樹ほか．日本語版 Game Addiction Scale（GAS7-J）の作成と妥当性の検討．パーソナリティ研究. 27（2），2018, 175-7.

（久保太聖・加藤隆弘）

第 **3** 章

5 ゲーム障害

索引

英数

ABA（Applied Behavior Analysis）………… 77

ADHD（Attention-Deficit／
Hyperactivity Disorder）……… 73、75、187

ASD（Autism Spectrum Disorder）
……………………………………… 73、75、187

AUDIT（Alcohol Use Disorders
Identification Test）………………………… 107

BPSD（behavioral and psychological
symptoms of dementia）………………… 100

BPS モデル（bio-psycho-social model）…… 22

CBT（Cognitive Behavior Therapy）……… 28

CRAFT（Community Reinforcement
and Family Training）…………… 110、202

DCD（Developmental Coordination
Disorder）…………………………………… 74

ECT（Electroconvulsive Therapy）………… 27

FD（Functional Dyspepsia）……………… 158

GAD-7（Generalized Anxiety Disorder-7）
……………………………………………… 58

HiDE-S（Hikikomori Diagnostic
Evaluation-Screening Form）…………… 121

IBS（Irritable Bowel Syndrome）………… 158

LD（Learning Disorder）…………… 188、191

mECT（modified Electroconvulsive
Therapy）…………………………………… 86

MHFA（Mental Health First Aid）…… 11、202

NaSSA（Noradrenergic and Specific
Serotonergic Antidepressant）…………… 38

OT（Occupational Therapy）……………… 31

PHQ-9（Patient Health Questionnaire-9）
……………………………………………… 36

rTMS（repetitive Transcranial Magnetic
Stimulation）……………………………… 27

SLD（Specific Learning Disorder）… 74、188

SNRI（Serotonin Noradrenaline
Reuptake Inhibitor）………………… 38、59

SRIM（Serotonin Reuptake Inhibitory
Modulator）………………………………… 38

SSRI（Selective Serotonin Reuptake
Inhibitor）…………………………… 38、59

SST（Social Skills Training）
…………………………… 31、86、183、190

STP（Summer Treatment Program）…… 191

TACS-22 ……………………………………… 45

TEACCH（Treatment and Education of
Autistic and Related Communication
Handicapped Children）………………… 77

WISC（Wechsler Intelligence Scale for
Children）………………………………… 198

あ

アサーショントレーニング ………………… 133

アドヒアランス ……………………… 27、51

アトピー性皮膚炎 ………………… 128、167

アルツハイマー型認知症 …………………… 99

か

回避・制限性食物摂取症 ………………… 142

学習障害 …………………………… 188、191

過敏性腸症候群 …………………………… 158

機能性ディスペプシア …………………… 158

ギャンブル依存 …………………… 104、207

空間感覚練習 ……………………………… 130

クロスアディクション …………………… 104

限局性学習症 ……………………… 74、188

さ

作業療法 …………………………………… 31

自殺念慮 ……………………… 9、35、84
支持的精神療法 ………………… 28、129
自閉スペクトラム症 ………… 73、75、187
社会生活技能訓練 ……………… 31、86
社交不安症 ………………………………… 56
修正型電気けいれん療法 ………………… 86
集団精神療法 …………………… 31、105
自律訓練法 …………………… 130、175
新型／現代型うつ ………………………… 42
神経性過食症 …………………………… 142
神経性やせ症 …………………………… 141
心理教育 ………… 51、76、86、190、210
睡眠時無呼吸症候群 …………………… 94
スティグマ ………………………………… 10
精神科リハビリテーション …………… 86
精神分析 ………………… 19、29、133
セルフモニタリング ……………………… 131
セロトニン再取り込み阻害・
　　セロトニン受容体調節薬 …………… 38
セロトニン・ノルアドレナリン
　　再取り込み阻害薬 …………………… 38
漸進的筋弛緩法 ………………………… 130
前頭側頭型認知症 ………………………… 99
選択的セロトニン再取り込み阻害薬 ……… 38
全般不安症 ………………………………… 57

た

多元主義 …………………………………… 22
チック症群 ………………………………… 72
注意欠如・多動症 ……………… 72、190
適応障害 …………………………………… 42
トラウマ ………………………………… 152

な

内観療法 ………………………………… 133

ナルコレプシー …………………………… 95
認知行動療法
　… 28、59、131、149、169、191、209
脳血管性認知症 ………………………… 100
ノルアドレナリン作動性・特異的セロトニン
　　作動性抗うつ薬 …………………… 38
ノンレム睡眠 ……………………………… 91

は

ハームリダクション …………………… 109
バイオフィードバック ………… 130、175
発達性協調運動障害 …………………… 72
パニック症 ………………………………… 56
反復経頭蓋磁気刺激療法 ………… 27、38
皮膚感覚異常症 ………………………… 168
広場恐怖症 ………………………………… 57
ペアレントトレーニング ………… 76、190
補完代替療法 …………………………… 131
ボディスキャン ………………………… 130

ま

マインドフルネスストレス低減法 ………… 131
むずむず脚症候群 ……………………… 94
むちゃ食い症 …………………………… 142
メランコリー型うつ …………………… 42
メンタルヘルス・ファーストエイド ………… 11

ら

レビー小体型認知症 …………………… 99
レム睡眠 ………………………………… 91

こころ JOB Books

心のケアにたずさわる人が知っておきたい
精神疾患とストレス関連疾患
－病気の徴候に気づき、適切な治療・アプローチにつなげる！ 悪化をふせぐ！

2024年10月1日発行　第1版第1刷

編　著	加藤　隆弘
発行者	長谷川　翔
発行所	株式会社メディカ出版
	〒532-8588
	大阪市淀川区宮原3－4－30
	ニッセイ新大阪ビル16F
	https://www.medica.co.jp/
編集担当	藤井亜実／井奥享子
編集協力	光島やよい／綾目　愛
装　幀	安楽麻衣子
本文イラスト	楠木雪野
組　版	株式会社明昌堂
印刷・製本	株式会社シナノ パブリッシング プレス

ISBN978-4-8404-8524-1　　　　　　　　　　　　　　　　　Printed and bound in Japan

当社出版物に関する各種お問い合わせ先（受付時間：平日9：00〜17：00）
●編集内容については、編集局 06-6398-5048
●ご注文・不良品（乱丁・落丁）については、お客様センター 0120-276-115